故事里的精神心理学丛书

食物与情感的纠葛
解码儿童青少年进食障碍

北京市海淀区心理康复医院 编著

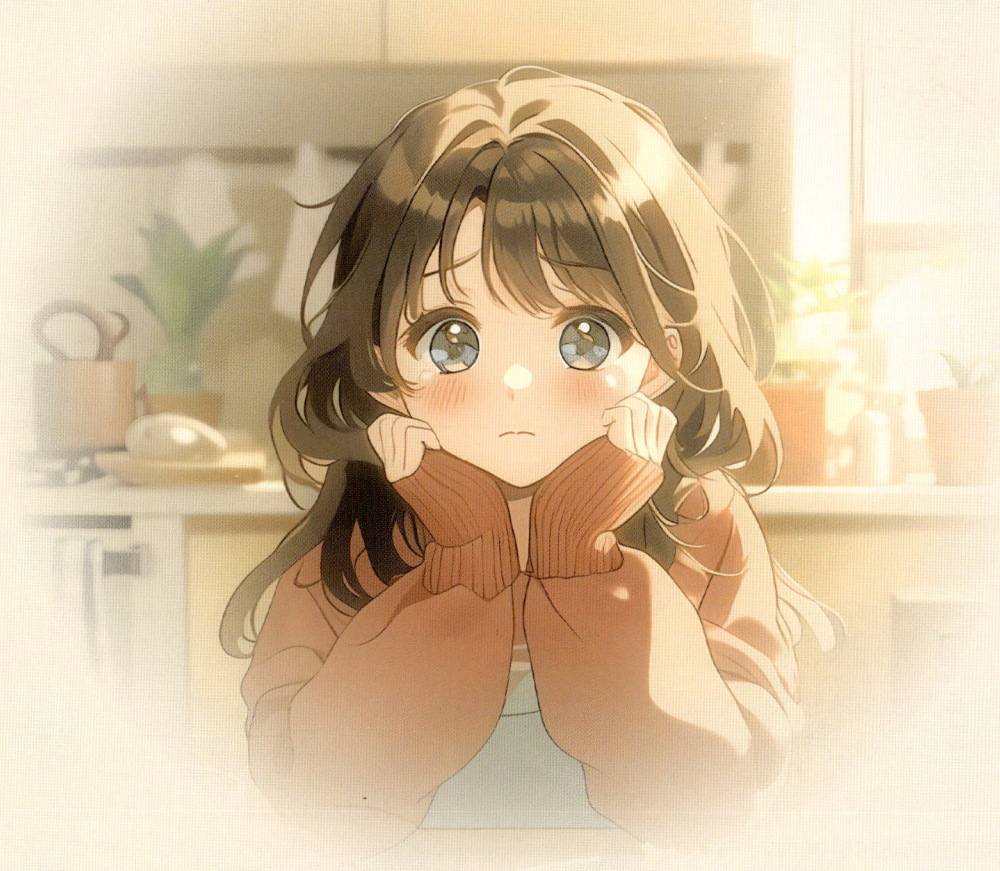

知识产权出版社
全国百佳图书出版单位
—北京—

图书在版编目（CIP）数据

食物与情感的纠葛：解码儿童青少年进食障碍／北京市海淀区心理康复医院编著．—北京：知识产权出版社，2025.6．—（故事里的精神心理学丛书）．— ISBN 978-7-5245-0000-1

Ⅰ．R723.1

中国国家版本馆 CIP 数据核字第 2025R5M996 号

责任编辑：刘林波
责任校对：谷　洋
责任印制：刘译文
封面设计：智兴设计室·索晓青
版式设计：智兴设计室·索晓青
插图提供：星火映画·鄢丽艳　牛志行　孙佳缘
供图说明：本书插图采用 AI 技术辅助创作

故事里的精神心理学丛书

食物与情感的纠葛：解码儿童青少年进食障碍
北京市海淀区心理康复医院　编著

出版发行：	知识产权出版社有限责任公司	网　　址：	http://www.ipph.cn	
社　　址：	北京市海淀区气象路 50 号院	邮　　编：	100081	
责编电话：	010-82000860 转 8787	责编邮箱：	liumuu@qq.com	
发行电话：	010-82000860 转 8101/8102	发行传真：	010-82000893/82005070/82000270	
印　　刷：	天津嘉恒印务有限公司	经　　销：	新华书店、各大网上书店及相关专业书店	
开　　本：	787mm×1092mm 1/16	印　　张：	5.25	
版　　次：	2025 年 6 月第 1 版	印　　次：	2025 年 6 月第 1 次印刷	
字　　数：	78 千字	定　　价：	39.00 元	

ISBN 978-7-5245-0000-1

出版权专有　侵权必究
如有印装质量问题，本社负责调换。

编委会

丛书主编：李文秀

丛书副主编：何 锐　谢兴伟

本书主编：盛笑莹　李 阳　赵子涵

本书编委：常正姣　付晨光　梁 茵

　　　　　孙 辉　王 慧　杨环宇

　　　　　杨 娜　张 冲

丛 书 序

儿童青少年时期是孩子身心发育的关键阶段。在这个阶段，孩子们如同蓬勃生长的树苗，快速拔节。生理上，他们体内激素水平发生着剧烈变化，大脑也处于迅猛发育之中，神经元不断建立新的连接，神经环路逐步塑造完善；同时，他们的心理状态也发生着巨变，认知方式逐渐从具象向抽象过渡，自我意识开始觉醒并迅速发展，情感世界日益丰富却又缺乏足够的调节能力；此外，在社交方面，他们开始尝试摆脱对家庭的依赖，试图融入同伴群体中。

这个阶段，无论对孩子还是家庭，都充满了挑战。2024 年联合国儿童基金会发布的青少年心理健康报告中指出，据估算，全球超过 14% 的 10~19 岁儿童青少年患有世界卫生组织定义的精神疾病（约每 7 名儿童青少年中有 1 人），约 4.4% 的 10~14 岁儿童和 5.5% 的 15~19 岁青少年患有焦虑症；约 1.4% 的 10~14 岁儿童和 3.5% 的 15~19 岁青少年患有抑郁症。2021 年首个中国少年儿童精神疾病患病率的流调报告显示，我国儿童青少年整体精神障碍流行率为 17.5%。从精神疾病的首发年龄分析，50% 的精神疾病首次发病于 14 岁之前。

因此，帮助家长和教师理解、辨别以及有效处理孩子的精神心理问题刻不容缓。过往诸多关于儿童青少年心理养育的书籍，往往侧重于心理学知识的传授，虽为家长构建了一定的知识框架，然而，家长在实际生活中，面对孩子复杂多变的情绪与行为时，依旧常常感到迷茫无措。

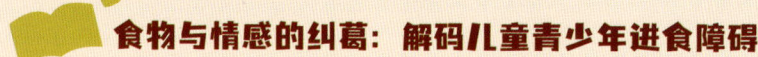
食物与情感的纠葛：解码儿童青少年进食障碍

  本丛书独树一帜地精准聚焦于儿童青少年精神疾病的早期识别与筛查。每一个案例都是一扇窗，透过它，家长得以窥视到那些细微却关键的早期信号，帮助家长在疾病初萌之时，采取有效的干预措施。

  每册书中精心整理的诊疗案例，从常见的情绪障碍到较为隐匿的发展性问题，涵盖了广泛的精神疾病类型。每个案例不仅深入剖析了疾病的外在表现，更追溯其根源，将晦涩的医学知识转化为通俗易懂的家长指南。通过这些案例，家长能够学会如何从孩子的日常行为、言语交流、情绪变化等方面捕捉到不寻常的蛛丝马迹。

  本丛书强调实战性与实用性，为家长提供了有力支持，助力他们成为孩子心灵的最佳守护者。愿每一位翻开此书的家长，都能从中汲取智慧与力量，为孩子的精神苗圃引来春日与暖阳。

王 刚
首都医科大学附属北京安定医院院长

前　言

在当今社会，儿童青少年的健康问题备受关注，进食障碍作为其中一个日益突出的现象，逐渐引起了家长和教育工作者的重视。进食障碍不仅会影响孩子们的身体健康，还深刻地牵动着他们的情感与心理世界。然而，面对这一复杂的问题，许多家长和老师常常感到手足无措，不仅难以识别问题的早期迹象，更无法有效应对。

本书《食物与情感的纠葛：解码儿童青少年进食障碍》正是为了填补这一知识空白而编写。我们以科学研究为基础，结合案例故事，为家长和教育工作者提供切实可行的指导，帮助您更好地理解孩子们隐藏在饮食背后的情感困扰。

在本书中，我们既会提到"情绪"（如焦虑、羞耻、愤怒、内疚等），也会谈到"情感"（如被爱、被接纳、安全感、自我认同等）。简单来说，情绪是具体的感受，情感是长期的心理养分。孩子的进食行为，往往是对情绪的回应，也是对情感关系的表达。我们希望通过这本书，让父母学会理解：孩子吃或不吃，其实是在诉说一种情感故事。

在本书中，您将了解到食物如何超越生理需求的范畴，成为孩子们表达和调节情感的重要工具；同时，您也将学习如何通过早期识别和科学干预，帮助孩子们走出困境，恢复健康和自信。

我们深知，每个孩子都是独特的个体，每个家庭的情况也各不相同。本书并不试图给出千篇一律的解决方案，而是希望通过丰富的内容和切实的建议，激发您的思考，启发您找到最适合自己孩子的方法。

愿本书成为您陪伴孩子健康成长过程中值得信赖的伙伴，帮助您在面对挑战时更加从容。让我们携手，共同守护孩子们的身心健康，为他们的未来铺就一条充满希望与爱的道路。

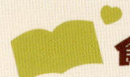
食物与情感的纠葛：解码儿童青少年进食障碍

第一部分　认识进食障碍	1
食物与情感紧密相关	2
进食障碍是情感困扰的外在表现	3
进食障碍的多种表现形式	4
识别进食障碍的早期迹象	4
对身体形象的扭曲认知	7
对外貌的执念	7
极端节食	10
暴饮暴食	10
进食障碍的预防	12

第二部分　常见进食障碍的识别与治疗	13
神经性厌食	15
神经性厌食与 BMI	16
神经性厌食的症状	17
神经性厌食的诊断	17
神经性厌食的风险因素	18
神经性厌食的治疗	18
非典型神经性厌食	19
神经性厌食的长期影响	20
神经性贪食	21
神经性贪食的症状	23
神经性贪食的诊断	23
神经性贪食的治疗	23
暴食障碍	24
儿童与暴食障碍	25
暴食障碍的诊断	26
暴食障碍的儿童患者与成年患者	27
神经性贪食与暴食障碍的异同	27
哪些人有患上暴食障碍的风险	29
青少年暴食障碍的治疗	29
回避性 / 限制性摄食障碍	32
什么是回避性 / 限制性摄食障碍	32
回避性 / 限制性摄食障碍的表现	33
回避性 / 限制性摄食障碍的早期信号	33
回避性 / 限制性摄食障碍与其他障碍	40
回避性 / 限制性摄食障碍的治疗	41

第三部分　特定群体的进食障碍　43

女孩与进食障碍　44
女性生物学与文化的复杂交织　44
康复环境中的文化挑战　45

男孩与进食障碍　46
隐藏在肌肉背后的困扰　46
社会文化对男孩进食障碍患者的影响　47
男孩的进食障碍对健康的影响　48
进食障碍在男孩中的早期识别与支持　48

第四部分　进食障碍的治疗与康复　51

住院治疗　52
以家庭为基础的治疗　52
以家庭为基础的治疗是如何运作的　53
为什么以家庭为基础的治疗有效　54
以家庭为基础的治疗结构是怎样的　55
如何判断以家庭为基础的治疗是否适合您的孩子　56

增强型认知行为疗法与其他治疗方法　57
综合治疗与多学科协作的必要性　58
家庭和社会支持的重要性　58

第五部分　培养青少年的积极身体形象　59

什么是身体形象　60
哪些因素会影响青少年的身体形象　60
外部因素　60
内部因素　61

女孩在什么年龄开始出现身体形象问题　62
如何帮助青春期女孩培养自信和健康的身体形象　63
识别不健康的身体形象及其早期迹象　64

第六部分　应对孩子的挑食问题　65

何时需要关注孩子的挑食问题　66
挑食的原因　67
如何治疗严重的挑食问题　67
父母如何温和地引导挑食的孩子　70

参考文献　72
术语解析　72

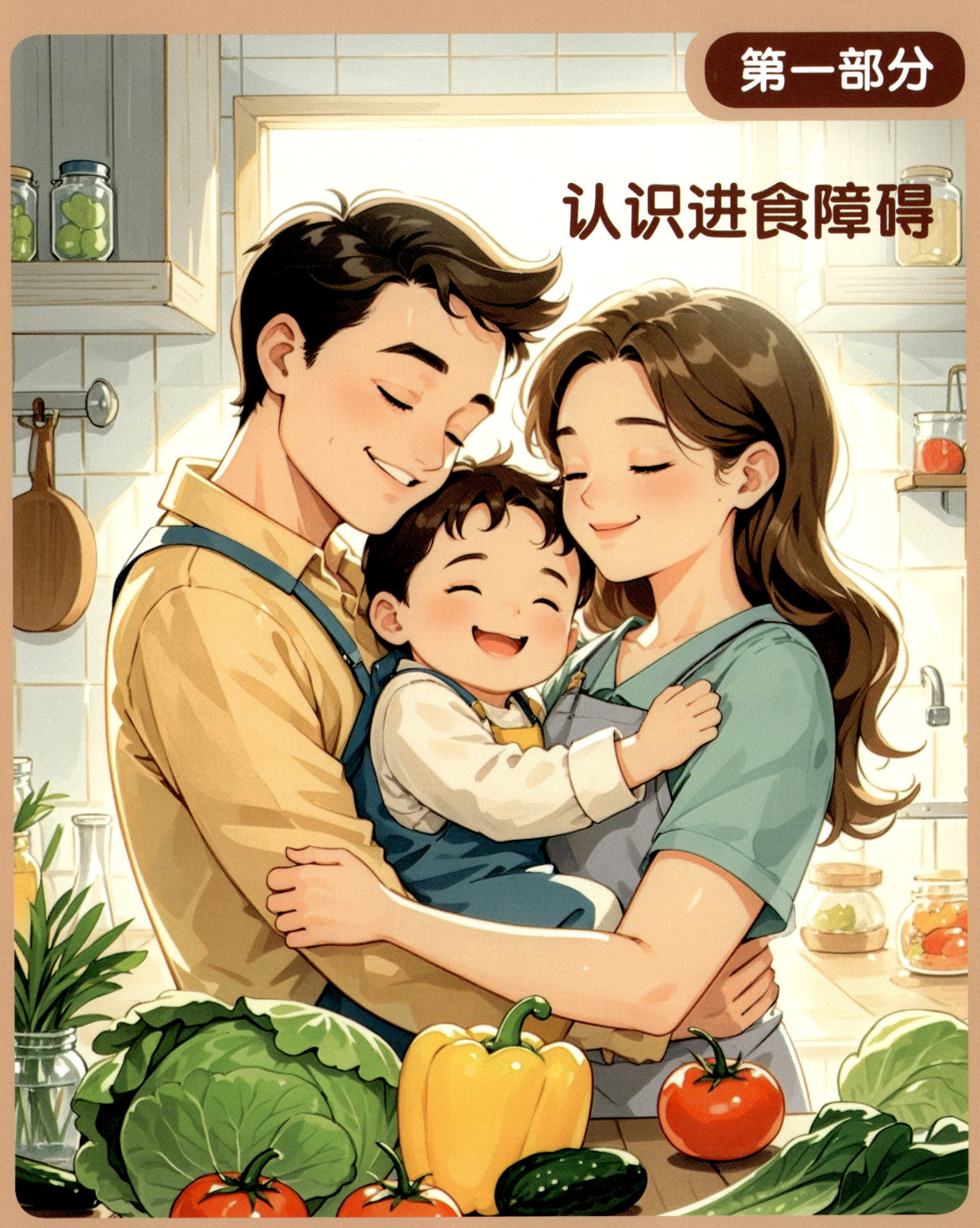

第一部分

认识进食障碍

 食物与情感的纠葛：解码儿童青少年进食障碍

食物与情感紧密相关

食物，对于人们而言，不仅能满足生命的基本需求，还有着更为深刻的情感意义。想象一下，当你吃上一口热气腾腾的家常饭菜，是否会想起某个温馨的家庭场景？当你咬下一块巧克力蛋糕，是否感到了一种安慰？这些看似简单的体验，其实都反映了食物在我们情感生活中的特殊地位。

心理学研究早已揭示，食物不仅在生理上滋养着我们，还在情感层面上对我们产生着深远的影响。尤其是在儿童和青少年的成长过程中，食物与情感之间的纽带更为显著。孩子们可能会将某种食物与特定的情感体验相联系，例如将代表奖励的食物与获得表扬时的快乐相联系，或者将妈妈做的甜点与伤心后被妈妈安慰的感动相联系……食物逐渐成为他们表达和调节情感的重要工具。

对于儿童和青少年来说，食物的作用远远超出了简单的"果腹"。当他们感到孤独、焦虑或受挫时，可能会本能地通过食物来缓解这些负面情绪。某种程度上，食物成了一种"情感避难所"，帮助他们暂时逃避现实中的困扰。然而，这种依赖如果过度发展，有可能引发一系列更为复杂的心理问题。

食物对情感调节的影响可以是双面的。一方面，它可以产生积极的作用，例如，和家人一起共进晚餐能够加强家庭成员之间的情感联系，在生日聚会上分享蛋糕能够给大家带来快乐和满足感；另一方面，食物也能产生充满矛盾的消极作用，例如，当孩子感到被忽视、不被理解，或者面对学业和社交压力时，他们可能会通过拒绝进食来表达内心的抗议，或者通过暴饮暴食来暂时填补内心的空虚感。

这种食物与情感之间的复杂互动，尤其体现在儿童和青少年的行为模式中。情感调节机制尚未成熟的他们，容易通过饮食行为来应对情绪波动。这种现象在成长的关键时期尤为明显：从小学到中学，孩子们开始接触更广泛的社交圈，同时也面临更多的学业

和社会压力。在这种情况下，食物成为他们应对这些挑战的一种途径。例如，有的孩子可能会通过节食来控制体重，以使自己符合他们认同的社会审美标准，还有的孩子可能会通过暴饮暴食来麻痹自己，以此逃避现实中的压力。

进食障碍是情感困扰的外在表现

> 进食障碍（eating disorder）是一组以持续、显著的进食行为异常为核心的身心疾病，包括神经性厌食、神经性贪食、暴食障碍等。其共同特征是对体重、体型或进食本身存在极端、扭曲的认知与情绪，并由此引发危害身心健康的限制、暴食、催吐或过度运动等行为。

进食障碍是一种饮食习惯的改变，也是情感困扰的外在表现。许多孩子对生活中的其他方面感到无助或失控时，会将饮食视为自己唯一能掌控的事情，通过控制饮食来获得安全感。然而，这种调节并非健康的心理应对机制，而是一种对自身情感的错误管理。对饮食的过度控制虽然能够让他们暂时感到安心，但这种安心却是虚假的，往往伴随着深层次的自我认知问题，如自我价值感的低下和对自身形象的不满。当这种情感管理方式逐渐固化为行为模式时，进食障碍便悄然形成，并可能带来更为复杂的心理和身体健康问题。

进食障碍不仅涉及饮食本身，还关联心理、社会及生物多个层面的复杂问题。例如，一些孩子可能由于对自己体型的极度不满而陷入神经性厌食的泥潭，而另一些孩子则可能因为无法应对内心的焦虑和压力，而反复陷入暴饮暴食的循环之中。这些问题并非表面上看起来的那么简单，它们往往反映了孩子内心深处对自我价值的质疑和对外界压力的无措。

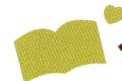 食物与情感的纠葛：解码儿童青少年进食障碍

进食障碍的多种表现形式

　　大多数人想象进食障碍者的模样时，脑海中浮现的可能是一个痛苦瘦弱、几乎不吃东西的年轻女性形象。这种刻板印象的确是某些进食障碍者的典型表现。然而，进食障碍的面貌远比我们想象的要多样化。并非所有进食障碍者都是女性，也并非全都体重不足。事实上，进食障碍者在男性中也日益增多，尤其是在青少年群体中；而许多患有神经性贪食的孩子虽然深受进食障碍的困扰，但仍保持着正常体重；还有一些暴食障碍的孩子，会在短时间内摄入大量食物，且并不采取任何补偿行为来消除这种过量进食的后果，导致体重持续上升，同时伴随着强烈的羞耻感和自责情绪。

　　进食障碍有多种类型，最常见的包括神经性厌食、神经性贪食和暴食障碍（见本书第二部分）。然而，除了这些广为人知的类型，还有许多非典型的进食障碍形式，它们同样会对孩子的身心健康构成威胁。理解进食障碍的多种表现形式，对于家长和教师来说至关重要。只有打破对进食障碍的刻板印象，我们才能更早地识别出问题，并采取适当的干预措施。

识别进食障碍的早期迹象

　　在孩子们的成长过程中，外貌往往是他们关注的焦点，青春期尤其如此。青少年的自尊心容易产生波动，而身体形象则往往与自我价值紧密相连。作为家长和教育者，如何区分孩子们对外貌的正常关注与进食障碍的潜在迹象呢？了解和识别不健康饮食习惯的早期信号，并及时采取适当的干预措施，对孩子的成长至关重要。

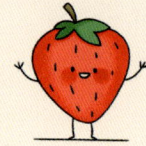　　极端节食、暴饮暴食以及对体重的高度关注，是儿童或青少年可能患有进食障碍的最常见迹象之一。家长和教育者需要具备足够的敏感性，及时注意到孩子饮食行为的异常变化。例如，一个本

来不挑食的孩子突然变得挑食,或者一个从不在意体重的孩子开始频繁称重并减少进食,这些都可能是进食障碍的早期信号。

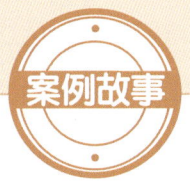

案例故事

小雨是一个 15 岁的女孩,平时她最喜欢妈妈做的家常菜,尤其是那道每周必吃的红烧排骨。然而,几个月前,小雨的妈妈发现她对食物的态度开始发生变化,原本对红烧排骨的热爱逐渐变成了冷淡,她开始拒绝吃油腻的食物,甚至连以前最喜欢的零食也不再碰。

最初,妈妈以为小雨只是暂时对食物失去了兴趣,或者只是想"吃得健康一点"。然而,事情并没有这么简单。小雨开始频繁地照镜子,并且一反常态地询问自己是否"看起来太胖了"。虽然她的体重已经明显下降,但小雨依然认为自己"需要减肥"。她变得越来越挑食,每餐的量也越来越少,体重逐渐降到危险的水平,身体质量指数(BMI)甚至降到了 $17.5kg/m^2$ 以下。

为了达到自己设定的理想体重,小雨开始采取更为极端的手段——她不仅极力减少摄食,还会在进食后偷偷抠吐。由于反复抠吐,她的牙齿开始出现腐蚀,口腔黏膜也严重破损。她开始拒绝进食,不再参加家庭聚餐,宁愿独自待在房间里。妈妈注意到小雨的身体越来越瘦削,但她仍然固执地认为自己"太胖了",即使瘦得几乎皮包骨头,仍然觉得自己需要继续减肥。

有一天,小雨因为牙痛被妈妈带去了牙科诊所。在检查过程中,牙医发现小雨的牙齿表面有明显的腐蚀痕迹,牙釉质受损严重,口腔黏膜也因反复的呕吐动作而破裂。牙医意识到问题的严重性,谨慎地

食物与情感的纠葛：解码儿童青少年进食障碍

询问了小雨的饮食习惯和日常行为，并建议妈妈尽快带小雨去看心理医生。牙医告知妈妈，如果不及时治疗，小雨的情况可能会进一步恶化，甚至可能在抠吐过程中导致食管破裂，产生致命的大出血。

妈妈这才意识到，女儿的情况远比自己想象的要严重。她不仅在体重上遭遇了极端的变化，并且开始表现出对体型的扭曲认知，以及作出强迫性抠吐行为。更令人担忧的是，小雨的月经已经停了三个月，这是身体因严重营养不良和内分泌紊乱而发出的警告信号。

在听取牙医的建议后，妈妈立即带小雨去看心理医生。通过医生的详细评估，小雨被确诊为进食障碍。治疗过程非常艰难，小雨需要进行营养补充、心理治疗，并且密切监控身体状况。在家人的支持和专业治疗下，小雨慢慢开始恢复正常饮食，体重逐渐回升，月经也开始恢复。

这个案例提醒我们，进食障碍的早期迹象往往隐蔽且易被忽视。像小雨这样从喜欢美食到拒绝进食的转变，可能是孩子情感困扰的表现，而不是单纯的饮食偏好变化。如果怀疑孩子患有进食障碍，尽早与专业医生交流是非常重要的。进食障碍的早期干预对于恢复正常饮食习惯和心理健康具有决定性意义。通过专业的评估和治疗，孩子们可以逐渐摆脱进食障碍的困扰，重新建立健康的生活方式和积极的自我认知。

第一部分 认识进食障碍

对身体形象的扭曲认知

对于患有进食障碍的青少年来说，身体形象的认知扭曲是一个关键特征。虽然在旁人眼里，这些孩子是正常甚至瘦弱的，但他们自己从镜子里看到的却是一个完全不同的形象。他们固执地认为自己"太胖了"，哪怕事实上他们的体重已经远低于健康标准。无论家人和朋友如何反复安慰和解释，他们对自身体重的认知仍然极度扭曲。

例如，有一个女孩在朋友们眼中是个身材苗条的舞蹈爱好者，但她每天都要花大量时间照镜子，不断捏着自己的腰腹部，坚信自己不够瘦，甚至在炎热的夏天穿着厚重的衣服，只为掩盖"看不见的赘肉"。

对外貌的执念

进食障碍的发展往往伴随着对外貌的异常关注。这些孩子将外貌视为自我价值的主要衡量标准，而不是像其他孩子那样，将兴趣和成就作为身份认同的核心。无论是在学校还是在社交场合，这些青少年的情感和生活都被关于外貌的思考所包围，他们的注意力从未真正离开过自己的体重和形象。

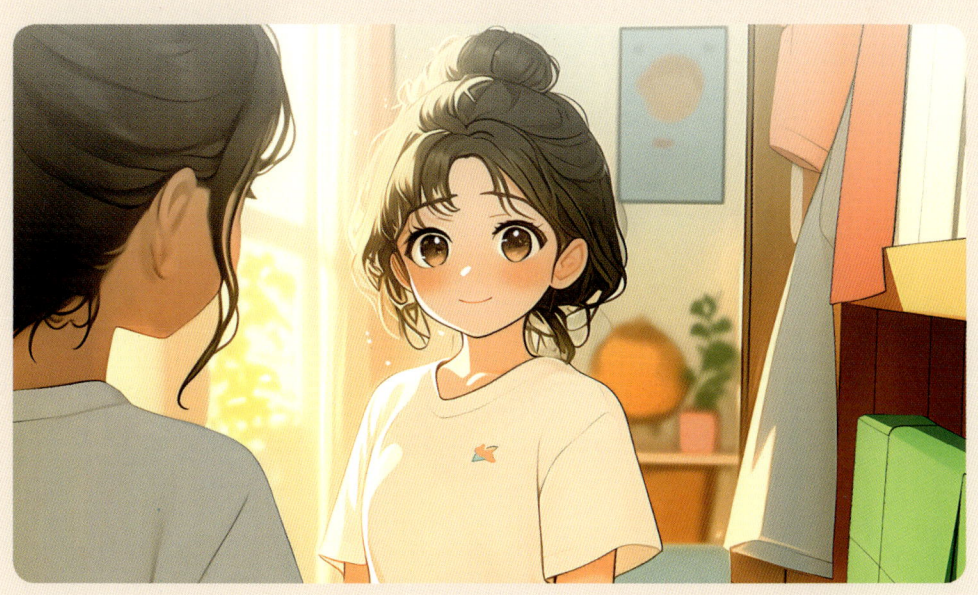

食物与情感的纠葛：解码儿童青少年进食障碍

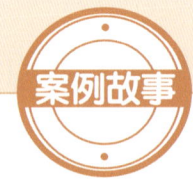

小明是一个 15 岁的男孩，曾经是学校篮球队的明星球员。他在球场上的表现总是令人惊叹，无论同学还是老师，都对他充满了赞赏。小明自己也很喜欢篮球，这不仅是他释放压力的方式，也是他和朋友们相处的纽带。

然而，随着青春期的到来，小明的注意力逐渐从球场转移到了镜子前。他开始在意自己的外貌，尤其是身体的肌肉线条。他在社交媒体上关注了很多健身博主，看到那些肌肉发达的年轻人，他开始觉得自己"太瘦弱"了。尽管身边的人都认为小明身材匀称，完全不需要再去改变什么，但小明内心的焦虑感却越来越强烈。

起初，小明只是偶尔去健身房锻炼，想让自己在篮球场上更有力量，但很快，这种锻炼变得越来越频繁，甚至超过了他对篮球的兴趣。他每天放学后不再和队友一起练球，而是直接奔向健身房。一开始，他只是进行一些基础的力量训练，不久之后，他开始强迫自己进行过度的锻炼，每次都要比前一天增加更多的重量和训练时间。他不再关心学业，成绩开始下滑，甚至在训练时也无法集中注意力。

小明的状况变得愈加严峻。他对自己身体的不满不再只是停留在情绪上，而是开始采取极端的饮食和锻炼计划，以追求所谓的"完美"身材。为了练出八块腹肌，小明越来越执着于选择性饮食。他只吃高蛋白的食物，甚至每天大量摄入蛋白粉和各种商家声称能够增加肌纤维的补充剂，完全忽视了饮食均衡的重要性。

这种不健康的饮食习惯很快对小明的身体产生了严重影响。由于长期的单一高蛋白饮食和过量的蛋白粉摄入,他的肝脏开始出现问题。小明的身体开始出现疲倦、乏力的症状,但他将这些归咎于自己"锻炼不够刻苦",于是越发增加锻炼的强度和补充剂的用量。

与此同时,他的社交生活也陷入困境。小明不再和朋友们一起外出,害怕别人看到自己"不够健壮"的身材。他甚至拒绝参加家庭聚餐,担心摄入的食物会破坏他辛苦锻炼得来的体型。家人看到小明逐渐消瘦的脸庞和越来越孤僻的性格,心中充满了忧虑。

终于有一天,小明因为极度疲惫和胃痛被送往医院,医生诊断他为肝损伤,家人这才意识到问题的严重性。医生告诉他们,小明长期过量摄入的高蛋白饮食中,可能含有类固醇、植物提取物、兴奋剂等成分,导致引发肝损伤,甚至还可能造成肾脏负担过重及脱水风险。

在医生和心理咨询师的帮助下,小明的家人开始重新审视他的生活方式和心理状态。经过长时间的治疗和康复,小明逐渐意识到自己对身体形象的过度追求已经超出了健康的范畴,开始接受更均衡的饮食和适度的锻炼。他也逐渐恢复了与朋友和家人的关系,学会了用更合理的方式来看待自己的身体和外貌。

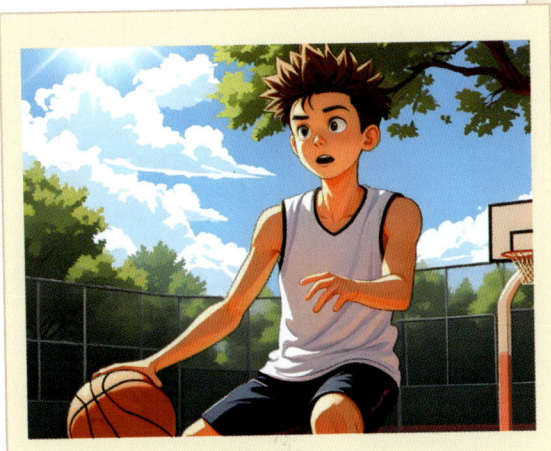

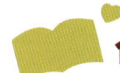 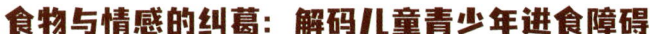

极端节食

神经性厌食是最常见的进食障碍之一，它表现为一种刻意限制饮食的行为。这种障碍通常出现在其他方面表现正常的年轻人身上，尤其是那些追求完美和具有强烈成就动机的青少年。由于对自我形象的严重误解，他们会强迫自己保持危险的低体重。

这些孩子通常表现出强烈的控制欲，他们会严格限制摄食，甚至过度锻炼，只为了迅速减轻体重。他们的身体逐渐变得非常瘦弱，体重远低于健康的标准。然而，即便如此，他们仍然觉得自己"还不够瘦"，对自己的身体充满了不满。厌食症不仅对他们的身体造成严重伤害，也对他们的心理健康产生了深远影响。这些孩子可能会变得更加孤僻，疏远朋友和家人，整个人沉浸在对"完美"体重的执念中，难以回归正常的生活。

暴饮暴食

神经性贪食和暴食障碍是两种常见的与暴饮暴食行为相关的进食障碍，其核心特征是患者会周期性地经历暴饮暴食的发作，在短时间内摄入大量的食物，远超正常人能接受的分量。在这个过程中，他们往往感到自己无法控制食欲，仿佛被一种不可抗拒的冲动力量所驱使。这种体验常常被描述为"灵魂出窍"，仿佛他们只是自身行为的旁观者，而不能主动控制自己的身体。

与暴食障碍不同的是，神经性贪食的孩子在暴饮暴食后会伴随清除行为。例如，一个患有神经性贪食的女孩，可能在情绪低落或压力巨大的时候，感到强烈的进食冲动。在一次暴食中，她可能会吃掉大量的甜食、薯片和快餐，哪怕她在进食之前并不感到饥饿。持续暴食的过程中，她的身体可能感到极度不适，甚至出现胃痛或恶心，但她内心的负面情绪可能会得到一定的排解。然而，她的心理煎熬并未真正结束。暴食结束后，强烈的内疚和自责随之而来，她开始担心这些食物会导致体重增加。为了弥补暴食的后果，她可能会立即跑到浴室催吐，或者在接下来的几天里进行极端节食，甚至服用泻药来"清除"

已摄入的食物。

识别神经性贪食的困难在于，这些孩子的体重通常保持在正常范围，甚至有些孩子的体重可能略微超重。这与神经性厌食患者的消瘦外观形成鲜明对比。因为体重看似正常，很多家长和老师可能不会察觉到孩子正在经历严重的进食障碍。

此外，暴饮暴食的孩子往往会刻意隐藏他们的行为。他们可能会在家人不在时偷偷进行暴食，或者在深夜等大家都睡着后独自进食。这种隐蔽的行为方式使得问题更难以被发现，直到症状变得更加严重。

这些孩子通常深受媒体和流行文化的影响，尤其是那些对"完美身材"的不切实际的宣传。看到社交媒体、广告和娱乐节目中充斥着的对纤瘦体型和理想外貌的宣传，他们对自身外貌的焦虑可能会进一步加剧。他们可能错误地相信，只有像模特一样纤瘦才能被认可和喜爱，这种扭曲的观念驱使他们反复陷入暴饮暴食和随后的清除行为中，形成一个难以打破的恶性循环。

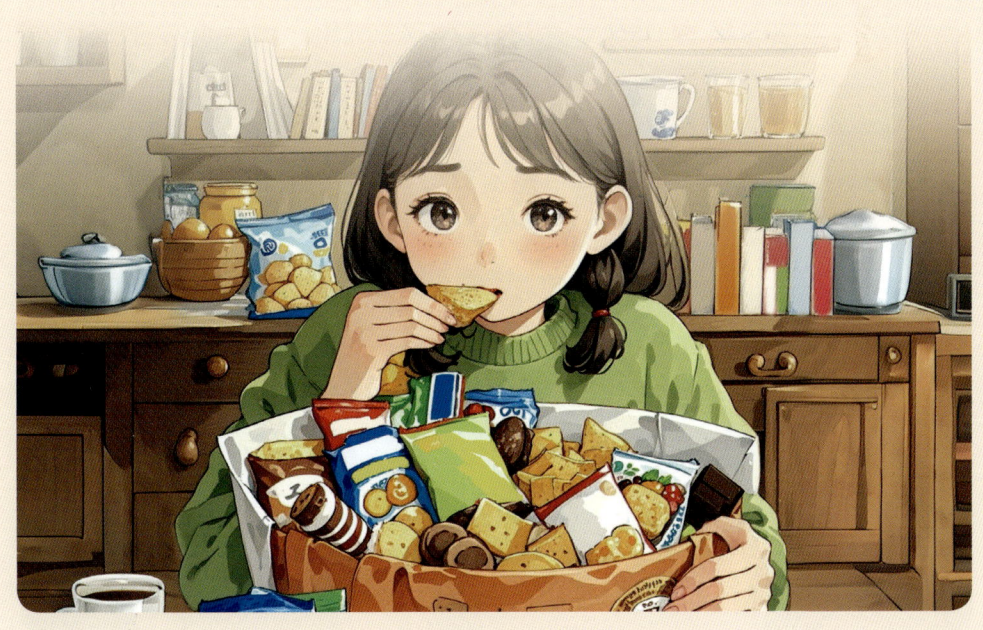

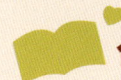 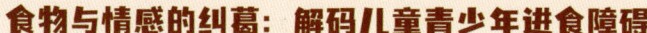
食物与情感的纠葛：解码儿童青少年进食障碍

进食障碍的预防

进食障碍可能出现在各种原因和各种类型的孩子身上。不过，家长可以采取以下措施，帮助孩子建立健康的饮食习惯和与食物的健康关系，从而降低他们发展出进食障碍的风险。

● **尝试建立健康的饮食习惯：** 全家一起养成健康、均衡的饮食习惯，避免以节食或过度饮食作为应对情绪的手段。

● **讨论食物时侧重于其健康性：** 不简单地将食物分为"好"或"坏"，而是注重其健康价值。

● **不要批评孩子的体重或外貌：** 青春期对大多数孩子来说都是艰难的时期，提供一个有爱和支持的环境至关重要。

● **警惕特殊风险因素：** 如果有进食障碍的家族史或孩子承受着极大的外貌压力，家长需要特别关注孩子的情绪和行为变化。

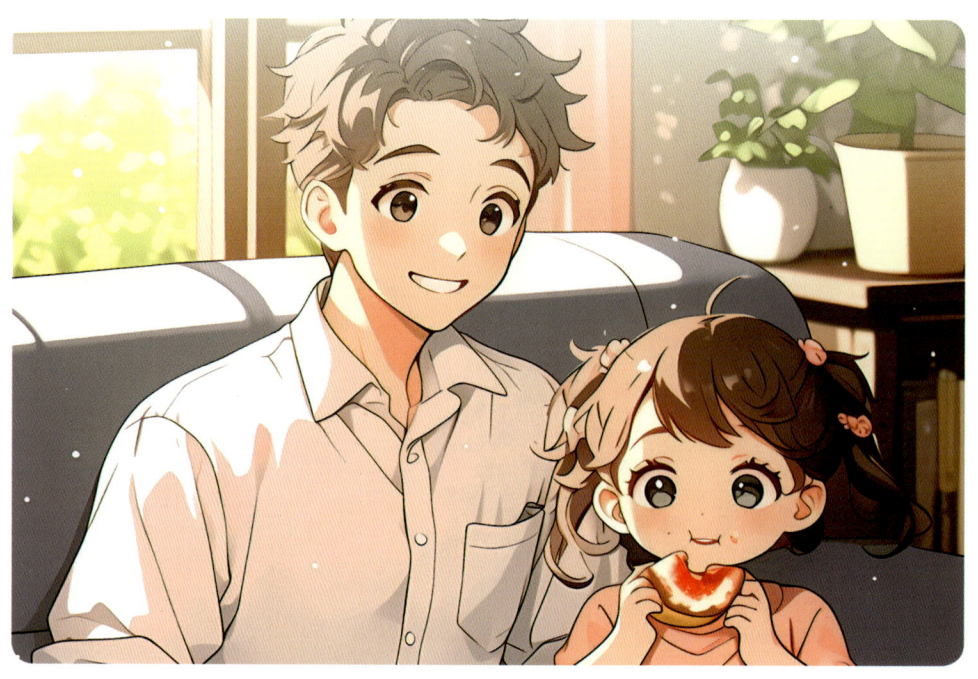

第二部分

常见进食障碍的识别与治疗

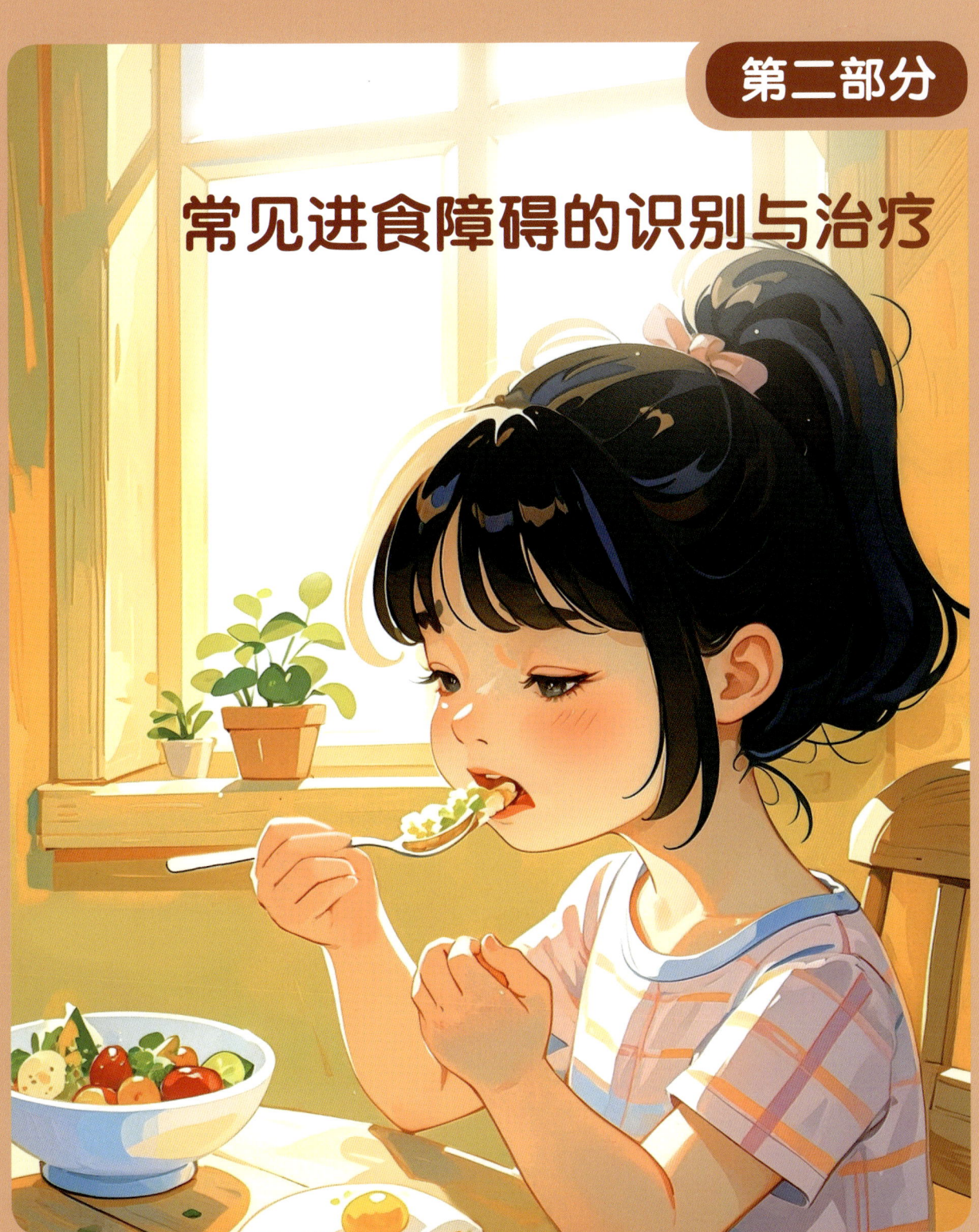

食物与情感的纠葛：解码儿童青少年进食障碍

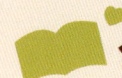

如前文所说，大多数人想到进食障碍时，脑海中浮现的可能是一个痛苦瘦弱、几乎不吃东西的年轻女性形象，然而进食障碍的面貌远不止于此。

实际上，在儿童和青少年群体中，有三种常见的进食障碍。

● **神经性厌食（anorexia nervosa）**：这是进食障碍的一种，患者常将自己视为"过胖"（即便客观上已过瘦），于是故意让自己挨饿，吃得极少，并可能通过催吐、滥用泻药或过度运动等方式进一步清除热量，以维持异常低的体重。

● **神经性贪食（bulimia nervosa）**：表现为周期性的暴食行为与随后的清除行为。患有贪食症的孩子虽然体重正常或稍微超重，但他们的饮食习惯极度不健康。

● **暴食障碍（binge-eating disorder）**：一种以无法控制的暴食行为为特征的进食障碍。患有暴食障碍的孩子经常秘密进食，并感到内疚和羞愧。他们可能是正常体重或超重，但不会通过清除行为来补偿暴食的后果。

其他可能被诊断出的进食障碍包括：

● **回避性/限制性摄食障碍（avoidant/restrictive food intake disorder，ARFID）**：表现为极度挑食或对某些食物的强烈回避，导致营养不良。

● **反刍障碍（rumination disorder）**：反复将食物反刍并重新咀嚼或吐出。

● **异食癖（pica）**：食用非食物物质，如泥土、纸张等。

神经性厌食

孩子用这种行为来调节什么样的情感？

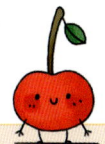

对于患有神经性厌食的孩子来说，"控制饮食"往往是一种满足控制感的行为。他们可能在学业、人际关系或家庭环境中感到无力、失控，饮食成了他们唯一能掌控的领域。通过限制进食，他们试图在混乱的世界中建立秩序与边界。此外，节食带来的"瘦"也常被视为一种自我价值的象征，是对"不够好"内在信念的抵消。某些孩子在情绪受到忽视或否认时，会通过"消失"自己（饿瘦、退缩）来表达内心的抗议或求助。这些行为表面上是减肥，实则是对自我认同、安全感、被看见的渴望的回应。

神经性厌食是一种严重的进食障碍，主要表现为儿童和青少年由于对自身身体形象的极度不满，采取极端的行为来控制体重。虽然他们的体重可能已经低于正常水平，但他们仍然认为自己"太胖"。这种错误的身体认知驱使他们通过极端节食、过度运动，甚至通过故意呕吐来保持极低的体重。

值得注意的是，还有一种被称为"非典型神经性厌食"的表现形式。这类患者的体重可能并不显著低于正常水平，但他们仍然表现出所有其他厌食症的症状，包括对体重的执着和快速的体重下降。由于这些患者的外表可能看起来比较健康，非典型厌食症常常更难被及时发现。

神经性厌食通常在青少年时期发病，这是一个孩子自我意识逐渐增强、社会和同伴影响力日益显著的关键阶段。许多患有厌食症的孩子在学校表现出色，社交上也颇受欢迎，这让家长和教师更难察觉到他们内心的挣扎。尽管女孩的厌食症诊断率远高于男孩，但并不意味着男孩免于这种困扰，事实上，男孩的厌食症常常因社会期望和刻板印象而被忽视。

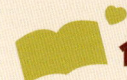
食物与情感的纠葛：解码儿童青少年进食障碍

神经性厌食与 BMI

> BMI（body mass index，身体质量指数）是一种通过身高和体重来衡量一个人是否处于健康体重范围的工具，它的计算公式为：BMI=体重（千克）/身高（米）^{2}。

根据这一公式，世界卫生组织定义了不同的 BMI 参考区间：

个体的 BMI 低于 18.5kg/m²，代表体重过低；

BMI 处于 18.5kg/m² 至 24.9kg/m²，代表正常体重；

BMI 处于 25kg/m² 至 29.9kg/m²，代表超重；

BMI 高于 30kg/m²，代表肥胖。

在美国精神医学学会 2013 年发布的《精神障碍诊断与统计手册（第五版）》（DSM-5）中，BMI 被用来帮助确定神经性厌食患者的体重是否超出正常范围。通常情况下，BMI 低于 17.0 kg/m² 是一个重要的诊断指标，表明体重显著偏低，可能符合神经性厌食的诊断标准。

轻度神经性厌食的 BMI 通常在 17.0kg/m² 至 18.5kg/m²；

中度神经性厌食的 BMI 通常在 16.0kg/m² 至 16.9kg/m²；

重度神经性厌食的 BMI 通常在 15.0kg/m² 至 15.9kg/m²；

极重度神经性厌食的 BMI 通常低于 15.0kg/m²。

对于儿童和青少年，其 BMI 需要结合年龄和性别来进行评估，低于其年龄和性别的第 5 百分位通常被认为是体重不足的标志。如果孩子同时伴有过度关注体重和饮食的行为，就有可能患有神经性厌食。

神经性厌食的症状

神经性厌食不仅是一种心理健康问题，更是一种威胁生命的疾病。如果不及时治疗，它可能导致严重的健康问题，如营养不良、器官衰竭，甚至可能引发自杀念头。研究表明，越早进行干预和治疗，患者的康复机会就越大。家长和老师应密切关注孩子的饮食习惯和身体变化，一旦发现异常，应立即寻求专业帮助。

为了帮助家长和老师更好地识别神经性厌食，我们列举了一些常见的症状：

- **对体重的错误认知**：即使体重极低、身体极度消瘦，孩子仍认为自己"太胖"，并希望进一步减肥。
- **对食物的能量、营养成分和饮食的痴迷**：不断计算能量，严格控制进食。
- **花费大量时间锻炼以燃烧身体能量**：超出正常范围的高强度运动。
- **有意跳过餐食或找借口避免进食**：他们可能会拒绝在公共场合用餐，或者故意减少摄食量。
- **月经不调、头发稀疏和持续疲劳**：这些身体症状反映了严重的营养不良。

神经性厌食不仅仅是一种单纯的饮食问题，它还反映了儿童和青少年内心深处的心理冲突和对自我认知的严重扭曲。家长和教育工作者在关注孩子学业和社交的同时，更应留意他们的心理健康。一旦发现孩子有厌食症的迹象，应当尽快寻求心理咨询和医疗帮助，以避免更严重的后果。帮助孩子建立健康的自我形象，是预防和治疗厌食症的关键。

神经性厌食的诊断

神经性厌食应由医生诊断。医生会查看孩子的体重，并将其与同龄人的平均体重进行比较。如果孩子的 BMI 值低于同年龄、同性别儿童的第 5 百分位或体重下降超过预期体重的 15% 或更多，医生会检查厌食症的其他迹象。医生还会了解孩子是否存在以下情况：

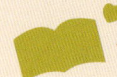
食物与情感的纠葛：解码儿童青少年进食障碍

- 非常担心体重增加；
- 尽管非常消瘦，但仍害怕变胖；
- 对自己身体的认知与实际情况不符；
- 不认为自己有严重问题；
- 月经不调等。

神经性厌食有两种诊断类型。一种是限制型，孩子吃得很少；另一种是暴食/清除型，孩子往往在极度节食后出现暴饮冲动，随后通过催吐、泻药等方式清除热量来保持体重。

神经性厌食的风险因素

- 性别（女孩被诊断为厌食症的可能性是男孩的十倍）；
- 父母或兄弟姐妹患有厌食症；
- 从事需要严格控制体型的活动，如模特或体育运动；
- 患有焦虑症。

神经性厌食的治疗

治疗神经性厌食的首要目标是让孩子恢复健康体重。如果孩子的健康处于危险之中，可能需要住院治疗或参加住院项目。患病早期的治疗效果最好。

对患有神经性厌食的儿童和青少年最成功的治疗方法是以家庭为基础的治疗。在整个家庭参与的治疗中，家长学习如何在家中支持孩子建立更健康的饮食习惯。孩子保持健康体重的时间越长，他们再次出现厌食症的可能性就越小。

目前没有针对厌食症的药物。然而，如果孩子还患有其他障碍，如抑郁症或强迫症，医生可能会开相应的药物，这些药物通常可以帮助厌食症的治疗。

非典型神经性厌食

当我们提到神经性厌食时，脑海中通常会浮现出一个体重严重不足的青少年的形象。他们往往由于对体重增加的极度恐惧，而通过极端节食和剧烈运动来保持低体重。然而，这只是厌食症的一种表现形式。还有一种较少被认识到的类型，叫作非典型神经性厌食。

非典型神经性厌食患者的外表可能看起来并没有明显消瘦，甚至体重还在正常范围内。通常，这类患者最初体重较重，但后来由于过度节食和锻炼，体重迅速下降。尽管他们在外表上看似健康，但由于体重下降幅度过大和速度过快，身体实际上处于一种危险的状态。这种情况在女孩中更为常见，但由于患者的外表不如典型厌食症患者那样瘦弱，这种障碍往往被忽视，甚至会被误认为是"健康减肥"。

为了更好地理解非典型神经性厌食，举一个假设的例子：有两个14岁的女孩，身高都为1.57米。第一个女孩原本体重为52千克，但她通过节食和运动，将体重降到了39千克。由于长时间营养不良，她的月经已经停止了，身体处于危机状态，这就是典型的神经性厌食。

而第二个女孩的起始体重为80千克，在6个月内，她减掉了25千克，最终体重降至55千克——这是符合她年龄和身高的正常体重。然而，由于体重下降过快，她的月经同样停止了，生命体征也变得不稳定。这就是非典型神经性厌食的典型表现。

从表象上看，第二个女孩体重降至55千克后，似乎比80千克时更健康，但她的身体实际上已经受到了严重的损害。快速减重和大幅度体重变化使得她的身体无法适应，导致了月经紊乱和其他健康问题。

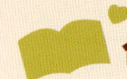 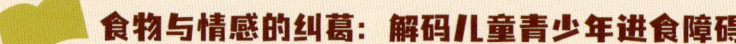

非典型神经性厌食的危险在于它往往被人们忽视。由于患者的体重看似正常，甚至下降后更接近"理想"体型，许多人会误认为这是积极的变化。然而，背后的真相是，这些孩子往往已经处于医学危机状态。

非典型神经性厌食患者与典型神经性厌食患者有着相同的心理和行为特征，包括对体重增加的极度恐惧和对身体形象的扭曲认知。研究显示，非典型患者的情绪痛苦和身体损伤程度与典型患者一样严重，甚至在某些方面更为突出。特别是，非典型患者常常表现出更高的焦虑水平，并且对肥胖的恐惧更加深刻。

此外，非典型神经性厌食患者还往往伴有低自尊、抑郁或焦虑等心理健康问题。他们可能会逐渐远离社交活动，表现出与其他厌食症患者相似的孤立行为，甚至有自残和自杀的念头。

神经性厌食的长期影响

不育问题： 月经停止是厌食症患者的常见症状之一，许多青少年可能并未意识到其潜在的长期后果。在短期内，她们可能对月经的消失感到轻松甚至庆幸。然而，当她们年龄渐长，希望生育后代时，可能会面临青春期营养不良导致的不育问题。

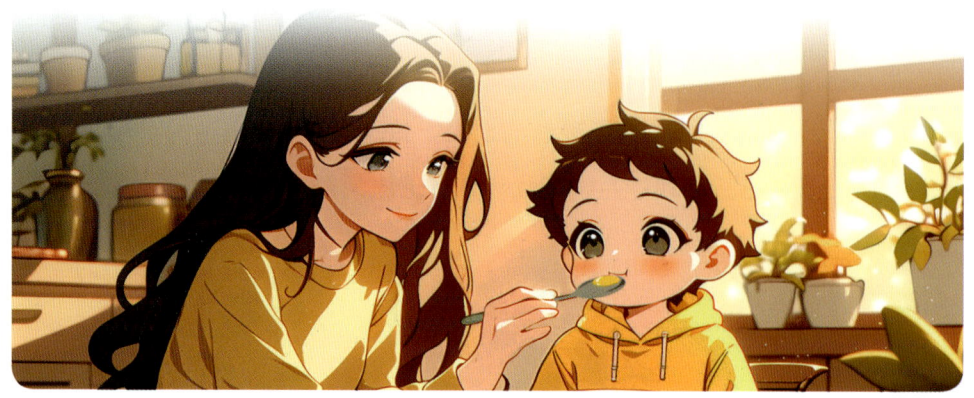

生长停滞： 青春期早期通常是生长突增的关键时期。如果在此期间出现严重的营养不良，可能会导致生长停滞。即使这些青少年在青春期后期恢复了体重，他们的身高仍可能受到影响，永远无法生长到应有的高度。

骨骼健康： 青少年的骨骼发育在营养不足的情况下也会受到威胁。营养不良会阻碍骨密度的正常发育，从而增加未来骨质疏松或骨质减少的风险。这意味着，这些青少年在未来的成年早期可能会提早面临骨骼健康问题，甚至在 17 岁时就可能出现骨质疏松症（这种情况通常在更年期后才会出现）。

如果孩子长期营养不良，他们可能会面临严重的健康问题，如贫血、肾脏问题、骨骼脆弱、荷尔蒙和电解质紊乱、心脏骤停等，在极端情况下，可能导致死亡。

此外，厌食症还会影响孩子的社交生活和家庭关系，增加自杀的风险。

神经性贪食

孩子用这种行为来调节什么样的情感？

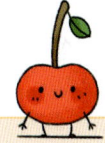

对于神经性贪食的孩子来说，暴食就像一次"情绪宣泄"，在那一刻他们可能正承受着强烈的内疚、羞耻、孤独、愤怒或焦虑，进食行为给他们提供了即时的舒缓感。而清除行为（如催吐、使用泻药）则是一种试图"清洗情绪"的仪式，是对失控感和自责情绪的补偿。这一整套行为其实是孩子用来调节强烈内在情绪波动的"工具"，是一种对自我情感失调的应激反应。贪食的背后往往是孩子对自己的苛责、自我形象的不满，以及对压力缺乏适当宣泄渠道的体现。

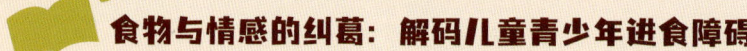
食物与情感的纠葛：解码儿童青少年进食障碍

神经性贪食，表现为孩子在短时间内无法自控地摄入大量食物。暴食之后，孩子们为了避免体重增加或减轻内疚感，通常会通过极端手段来"清除"食物，例如故意呕吐、使用泻药、禁食或进行过度运动。这种反复的循环行为对身体和心理健康都会带来严重的负面影响。

虽然神经性贪食患者的体重通常处于正常范围内甚至稍微超重，但他们维持体重的方式非常不健康，长期的清除行为可能导致胃酸倒流、牙齿受损、喉咙疼痛等健康问题。由于这些孩子往往非常隐秘地进行暴饮暴食和清除行为，问题往往难以被家长和老师及时发现。

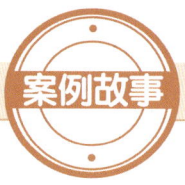

小欧是一名15岁的初中生，成绩优异，性格开朗，是同学们心目中的"学霸"。然而，最近她变得有些不对劲。尽管她的体重正常，但小欧总觉得自己太胖。她开始关注各种减肥食谱，并严格控制饮食。然而，这种严格的节食让她越来越难以忍受。终于有一天，小欧忍不住了，在放学后的一段时间内，她疯狂地吃下了家里所有的零食——巧克力、薯片、饼干……吃完后，她又觉得很后悔，于是冲进浴室，偷偷地把刚刚吃下的食物全部呕吐出来。

这种行为逐渐变得频繁起来，小欧陷入了暴食和清除的恶性循环。她变得越来越孤僻，不再愿意参加朋友们的聚会，生怕他们会发现她的秘密。小欧的妈妈注意到她的变化，但以为只是青春期的情绪波动。直到有一天，小欧因为剧烈的胃痛被送进了医院，医生检查后发现她因为反复呕吐导致了严重的胃酸倒流和电解质失衡。医生告诉小欧和她的家人，她患上了神经性贪食。

神经性贪食的症状

患有神经性贪食的孩子通常会隐藏他们的暴食和清除行为,因此很难被发现。

常见的神经性贪食迹象包括:

- 在很短的时间内吃大量食物;
- 通过故意呕吐、使用泻药、不吃东西或过度运动来弥补暴食;
- 自我形象主要围绕体重建立;
- 经常错过正餐;
- 吃完食物后立即跑去洗手间;
- 长时间不吃东西;
- 对饮食情况非常保密;
- 因呕吐而产生健康问题,包括喉咙痛、腺体肿胀、胃酸倒流和牙齿受损。

神经性贪食的诊断

被诊断为神经性贪食的孩子通常应满足:在短时间内大量进食(暴食),并且无法控制暴食行为;尝试通过故意呕吐、使用泻药、不吃东西或过度运动来弥补暴食(清除行为);平均每周至少暴食和清除一次,且持续三个月以上。

神经性贪食的治疗

治疗神经性贪食的首要目标是帮助孩子停止暴食和清除行为,最常用的心理疗法为以下两种。

- **认知行为疗法**:帮助孩子理解导致暴食和清除行为的原因,建立更积极的自我形象,改变不健康的饮食习惯。
- **人际关系疗法**:关注孩子与他人的关系如何影响他们的情感和饮食习惯。

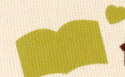 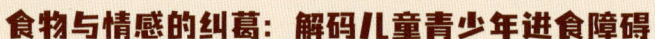
食物与情感的纠葛：解码儿童青少年进食障碍

如果单靠心理疗法效果不佳，医生有时也会给患有神经性贪食的孩子开抗抑郁药物。此外，营养教育也可以帮助孩子了解神经性贪食对健康的影响，并激励他们改变行为。

暴食障碍

孩子用这种行为来调节什么样的情感？

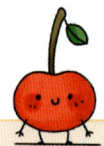

暴食障碍的核心不是吃得多，而是吃得失控。在这些孩子身上，暴食行为往往是情绪麻醉剂。当他们感到焦虑、沮丧、孤独或失败时，食物成为一种"填补内在空洞"的方式。在进食的过程中，他们可能会暂时"关掉"感受的开关，让自己不去面对情绪的痛苦。但暴食过后，随之而来的通常是羞耻、罪恶感，甚至更深的自我否定。暴食是他们调节情绪的"唯一通道"，一旦失去这个途径，他们往往不知道还有其他方式能让自己好受一点。

暴食障碍的特点是在短时间内摄入大量食物，并伴随着强烈的失控感。暴食障碍通常在青少年群体中首次被诊断出来，但它也可能发生在儿童身上。

暴食障碍不仅仅意味着患者在短时间内摄入大量食物，更重要的是，他们在进食时往往感到自己无法控制这种行为，进而产生强烈的内疚感和自责感。专家们认为关注这种"失控感"比单纯关注进食量更为重要。

这是因为，随着个体在不同年龄、性别和发育阶段中的变化，很难明确界定哪种程度是"大量进食"。例如，正处于青春期发育高峰期的14岁男孩，可能会轻松地吃下一整张肉饼，这对于他来说可能是正常的食量。而对于一个8岁的女孩来说，吃四张肉饼是否算"太多"呢？这些情况因人而异，难以一概而论。

因此，更值得关注的是孩子在进食时的失控感，因为这往往是暴食障碍的早期表现。研究表明，经历过失控进食的孩子，无论进食量多少，都更有可能发展成暴食障碍，甚至成年后肥胖。因此，及早干预和治疗孩子的失控进食行为，可能是预防暴食障碍的重要一步。

儿童与暴食障碍

儿童的暴食障碍常常是在家长带他们寻求肥胖治疗时被发现的。家庭在意识到孩子的问题时，首先想到的往往是减肥。然而，在开始减肥之前，解决暴食行为是更为关键的步骤。

识别儿童的暴食障碍并不容易。许多医生在面对体重超标的孩子时，往往不会立即将其与进食障碍联系起来。此外，出于对孩子自尊心的考虑，医生和家长有时也会避免直接讨论体重问题，导致问题被忽视。

即使在年仅 8 岁的孩子中，失控进食的行为也可能出现，而一些孩子在 12 岁或 13 岁时就可能已经发展出全面的暴食障碍。尽早识别这些行为并采取相应的干预措施，对于帮助孩子建立健康的饮食习惯和心理至关重要。

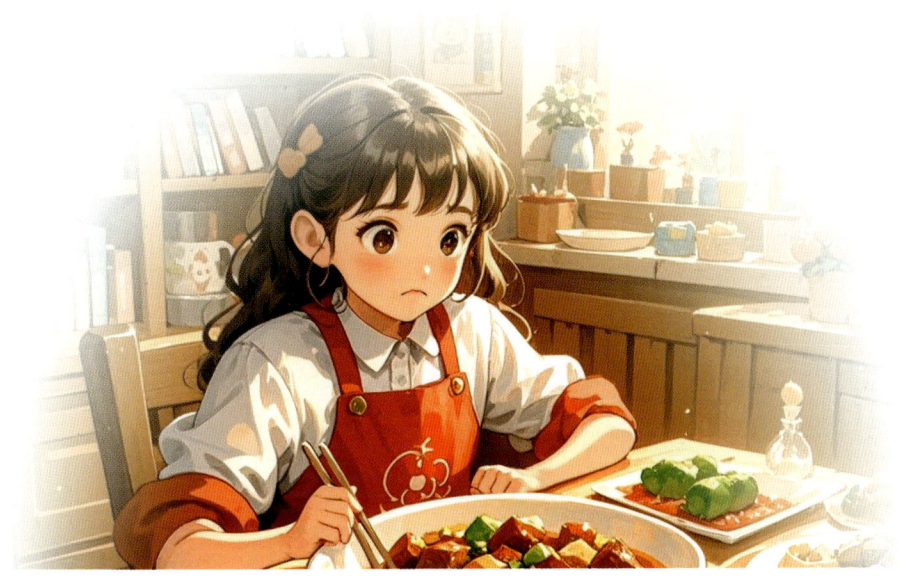

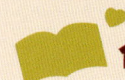 食物与情感的纠葛：解码儿童青少年进食障碍

案例故事

　　小杨是一个13岁的男孩，平时性格内向，不喜欢与人多接触。他常常因为学习压力大而感到焦虑，每当这种情绪袭来，他就会跑到厨房寻找食物来填补内心的空虚。尽管他并不感到饿，但他会在很短的时间内吃下大量的食物：一整块蛋糕、一大袋薯片、许多巧克力……吃完后，小杨会感到很难受，不仅是因为胃部的胀痛，更因为他觉得自己无法控制这种行为，深感羞愧。

　　每次暴食后，小杨都会暗暗发誓下次不会再这样，但他总是控制不住自己，反复陷入这种恶性循环。他的体重开始迅速增加，衣服也变得越来越紧，这让他更加自卑，甚至不敢在体育课上和其他同学一起锻炼。小杨的父母发现他在悄悄增重，也试图帮助他减肥，但小杨的情绪却越来越低落。

　　小杨的父母意识到问题的严重性，带他去看了心理医生。经过诊断，医生发现小杨患上了暴食障碍。在心理医生的帮助下，小杨逐渐学会识别和处理自己的情绪，而不是通过食物来缓解压力。

暴食障碍的诊断

　　暴食障碍的主要症状是反复的暴食发作。这里的"暴食发作"定义为在一段时间内（如两小时内）吃下比大多数人的食量更多的食物，并且在发作期间对进食失去控制，感到无法停止进食。

　　除此之外，暴食发作还可能具有以下特点：

- 即使不饿也会进食，特别是在情绪波动时；
- 吃得非常快，常常感到过饱或不适；
- 在他人不注意时偷偷进食；
- 对暴饮暴食感到内疚、焦虑或羞愧；
- 反复尝试减肥但容易重新增重。

若要诊断为暴食障碍，患者通常应满足：至少每周发生一次暴食，持续三个月以上，并且为此受到严重的困扰。

暴食障碍的儿童患者与成年患者

儿童和成年暴食障碍患者对待暴食障碍的方式有明显的差别。

首先，成年患者往往认为他们的暴食行为是由负面情绪触发的（例如抑郁或焦虑），但儿童通常不会将暴食行为与不良情绪直接联系起来。这可能是因为这些儿童虽然学会了使用食物来应对不愉快的情感，但尚无法清晰地理解和表达自己的情感。很多孩子在描述暴食经历时，会提到一种"出神"或"麻木"的感觉，而不是明确的情绪反应。

其次，与成年人不同，儿童通常不会提前计划暴食行为，而往往是在有机会时自发发生的。例如，许多孩子在上学期间没有规律进食，常常不愿意自带午餐，或者认为学校的食物不好吃，放学回到家时，他们可能非常饥饿，加上家里没有大人在场，这段时间就成了暴食行为的高风险期。

神经性贪食与暴食障碍的异同

神经性贪食和暴食障碍虽然在表现形式上有所不同，但它们在核心问题上有着许多相似之处，并且常常共存于同一个人群中。这两种障碍的患者都会经历暴饮暴食的行为，并且通常是由情感压力、低自尊或社会压力引发的。这些患者普遍存在对体重和外貌的过度关注，导致他们采取极端的饮食行为来应对内心的焦虑。但神经性贪食和暴食障碍在表现形式上有显著差异。

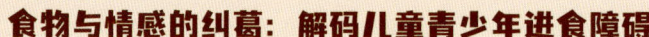

神经性贪食患者在暴饮暴食之后通常会进行清除行为，如故意呕吐、使用泻药、禁食或过度运动。这些清除行为会对身体造成极大的伤害。例如，反复呕吐会导致胃酸腐蚀食道和牙齿，进而引发喉咙痛、胃酸倒流、牙齿损坏等问题；长期使用泻药可能引发严重的电解质失衡，导致脱水、心律不齐，甚至危及生命；频繁的清除行为会导致营养不良和各种与之相关的其他健康问题。

暴食障碍患者虽然也经历暴饮暴食，但他们不会采取清除行为。由于摄入的大量食物得不到清除，这些患者容易出现体重增加和肥胖问题，肥胖又会进一步增加患上2型糖尿病、高血压、心血管疾病等慢性病的风险。此外，暴食障碍患者因为无法控制饮食，常常陷入反复减肥和增重的循环中，这对身体的新陈代谢也会产生不利影响。

在心理层面，神经性贪食患者往往受到更强烈的自责和羞愧感的困扰。这种情感来自对清除行为的隐瞒和对自我形象的扭曲认知。他们可能陷入一种强迫性的行为模式，即不断暴饮暴食并清除，这不仅让他们感到痛苦，还加重了其对自我控制能力的怀疑和焦虑。这种恶性循环对心理健康的影响深远，容易导致抑郁症、焦虑症等严重的心理问题。

暴食障碍患者也会因无法控制饮食行为而感到强烈的内疚和羞愧，但由于没有清除行为，他们的情绪主要集中在对暴饮暴食本身的无力感上。暴食障碍患者经常因反复尝试减肥却失败而感到挫败，这种挫败感可能加剧他们的自卑情绪，甚至导致社交孤立和抑郁。

神经性贪食的治疗通常需要更加综合的干预策略，例如，通过心理治疗来帮助患者纠正扭曲的自我认知和行为模式，同时通过医疗干预来处理由清除行为引发的身体健康问题（如电解质失衡和营养不良）。此外，家庭治疗也是一个重要的部分，可以帮助家庭成员理解并支持患者的康复过程。

对于暴食障碍患者，治疗的重点在于帮助他们恢复正常的饮食习惯和情绪管理能力。心理治疗在暴食障碍的治疗中同样有效，能够帮助患者识别和改变导致暴饮暴食的情绪和行为模式。

哪些人有患上暴食障碍的风险

首先，像其他进食障碍一样，女孩比男孩更容易发展成暴食障碍；其次，暴食障碍具有较强的遗传倾向；最后，那些曾经尝试通过不健康的方式节食减肥的青少年，往往面临更高的暴食障碍风险，因为过度限制饮食会让他们感到生理和心理双重剥夺感。生理层面，身体长时间得不到足够热量与营养，会产生极度饥饿。心理层面，一直强迫自己远离喜欢的食物，内心会觉得"被禁止、被限制"，从而产生强烈的补偿冲动。最终，他们陷入暴饮暴食的循环，并感到失去控制。

研究表明，某些因素的结合可能会增加那些存在失控进食行为的青少年发展成暴食障碍和体重增加的风险。这些因素包括：

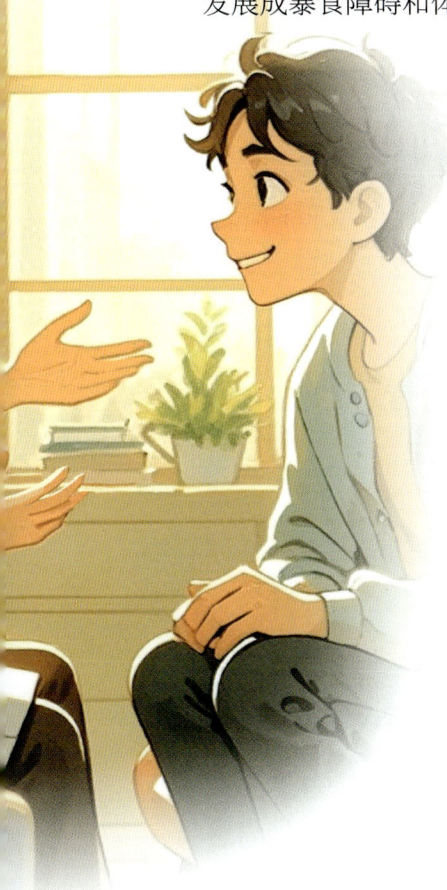

- **负面情绪**：如抑郁、焦虑、压力或人际关系问题；
- **对食物的反应**：习惯将食物视为奖励；
- **执行功能问题**：包括冲动控制和自我调节能力较差。

此外，研究还发现，患有注意力缺陷多动障碍的孩子比其他孩子更容易反复经历失控进食。这进一步说明了情绪和行为控制在暴食障碍发展中的重要作用。

青少年暴食障碍的治疗

在我国，随着社会对饮食问题的关注不断增加，暴食障碍的治疗逐渐引起重视，但针对青少年暴食障碍的标准化治疗方案尚不完善。目前，部分医疗机构正在积极尝试将成人的治疗方法应用于青少年患者的治疗中，例如认知行为疗法、人际关系疗法和辩证行为疗法等，同时结合家庭治疗和学校辅导，帮助青少年建立健康的饮食习惯和心理状态。这些探索已显示出一定的效果。

心理干预

认知行为疗法

认知行为疗法（cognitive behavioral therapy, CBT）是目前研究最广泛、应用最成熟的暴食障碍治疗方法，通过与患者合作，帮助他们规范饮食模式，培养自我控制能力，并改变对自己的负面看法，从而减少暴食行为。在青少年暴食障碍的治疗中，认知行为疗法被广泛应用，旨在帮助他们重新建立健康的饮食习惯。治疗的重点包括减少极端节食行为、鼓励规律进食，以及在饮食选择上保持灵活性。此外，还注重提高青少年的自我调节能力，帮助他们在面对诱惑时能够更好地控制自己的行为。

传统的面对面治疗可能因访问不便或担心污名化而让一些青少年望而却步，加之青少年花费大量时间使用网络，基于网络的干预措施被认为具有很大的潜力。在这一过程中，临床医生通常使用"生态瞬时评估"方法，通过智能手机，全天向青少年发送提醒，实时收集关于他们的感受和行为的信息，包括当前所在位置、身边伙伴、情绪状态以及当前正在进行的活动等问题。通过这些信息，医生能够及时识别出可能触发暴食行为的因素，并提供实时指导。例如，当青少年即将参加聚会时，医生可以提前提醒他们如何在自助餐桌前避免暴食行为。

随着治疗的深入，当青少年在高风险情况下或面临暴食触发因素时，系统会定期发送提醒，帮助他们练习在治疗中学到的自我调节技能。这种结合技术的治疗方法被称为"通过自我调节干预增强的认知行为疗法"，旨在通过持续的提醒和支持，帮助青少年更有效地应对暴食障碍。

人际关系疗法

人际关系疗法（interpersonal therapy, IPT）旨在通过改善人际关系技能，帮助患者建立健康的人际关系和积极的自我形象，从而学会在不依赖食物的情况下管理负面情绪。这种疗法在青少年暴食障碍的治疗中被认为是一种有效的方法。

暴食障碍的孩子往往在人际关系上面临挑战。尽管友谊和同伴接纳通常被认为是他们的主要困扰，但实际上，与父母之间的关系带来的压力往往是导致他们暴食行为的主要诱因。

人际关系疗法旨在帮助孩子们识别并处理这些与饮食相关的人际关系问题。例如，孩子每天放学回家后都会与父母发生争吵，导致情绪低落，可能会促使他们通过暴饮暴食来应对这种负面情绪。通过人际关系疗法，孩子们可以学会深入探讨导致暴食的根本原因，更健康地处理与父母之间的关系，减轻焦虑和抑郁等情绪症状，从而改善饮食习惯，全面提升生活质量。

● **辩证行为疗法**

辩证行为疗法（dialectical behavioral therapy，DBT）主要关注情绪调节技能的改善，避免患者将暴食行为作为应对痛苦情绪体验的方式。辩证行为疗法在我国的应用正在逐步推广，特别是在一些针对青少年心理健康的项目中，辩证行为疗法常被用来帮助年轻患者更好地管理情绪，减少暴食的发生。

● **药物治疗**

在成人暴食障碍的治疗中，药物也是有效的。以下几类药物在我国的治疗实践中有较多的应用。

● **兴奋剂药物**：主要用于治疗多动症的兴奋剂药物可以减少冲动行为。在专业医生的指导下，有些患者可使用类似药物来控制暴食行为。

● **抗抑郁药物**：选择性 5-羟色胺再摄取抑制剂（SSRI）类的抗抑郁药物，可通过改善情绪来减少暴食行为，在我国的精神科治疗中较为常见。

● **抗癫痫药物**：如托吡酯（topamax），这种药物可以帮助稳定情绪并减少冲动控制问题。在我国，它被用于一些情绪管理困难的患者，但使用时需谨慎并严格遵循医嘱。

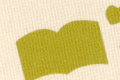 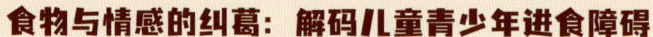
食物与情感的纠葛：解码儿童青少年进食障碍

回避性/限制性摄食障碍

孩子用这种行为来调节什么样的情感？

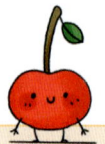

存在回避性/限制性摄食障碍的孩子并不过分在意体重，而是被食物本身的感觉、经历或潜在危险所困扰。这种回避行为常源于对食物或进食情境的恐惧和焦虑，如害怕噎住、呕吐，或对特定质地和颜色的强烈敏感。在情绪功能上，回避进食成了"避免焦虑源"的策略。有些孩子曾经历过呕吐或误吞的创伤，进食行为便触发了他们的心理防御机制。也有些孩子借由极端挑食维持对环境的控制感，特别是在缺乏安全感或面临成长压力时。

您有没有遇到过孩子特别挑食的情况？例如，孩子只吃几样特定的食物，甚至会因为食物的颜色、味道、质地而拒绝进食？这些行为可能不仅仅是普通的挑食，而是一种叫作回避性/限制性摄食障碍的进食问题。

"质地"指的是食物的口感或物理特性，如食物的软硬程度、口感的滑润或黏稠度等。某些孩子可能对特定的食物质地有着极端的敏感性，这种敏感性可以影响他们是否愿意接受并食用某种食物。例如，孩子可能会因为食物过于黏稠或者口感不符合其偏好而拒绝进食。

什么是回避性/限制性摄食障碍

2013年发布的《精神障碍诊断与统计手册（第五版）》（DSM-5）中，首次界定了回避性/限制性摄食障碍（ARFID）。与大家熟悉的厌食症或贪食症不同，ARFID 的孩子并不是因为担心体重而节食，而是因为对某些食物有强烈的回避或限制。虽然这种障碍较晚被界定，但它在孩子中并不少见，需要引起家长和老师的重视。

回避性/限制性摄食障碍的表现

每个患有 ARFID 的孩子表现可能都不同,但主要分为以下三种类型。

- **挑剔型 ARFID**

这种类型的孩子会因为食物的味道、颜色或质地而回避进食,例如他们可能会完全拒绝吃绿色蔬菜,或者只吃特定品牌的食物。当父母尝试让他们吃其他食物时,他们会表现出强烈的抗拒,甚至感到恶心。

- **恐惧型 ARFID**

这种类型的孩子是因为对呕吐、噎住等事件的恐惧而限制饮食。这些孩子可能曾经因为某种食物感到不适,导致他们对类似的食物产生了极大的恐惧,甚至避免任何可能引发不适的食物。

- **不感兴趣型 ARFID**

这种类型的孩子对食物或者吃饭本身缺乏兴趣。他们可能经常忘记吃饭,吃得非常慢,而且只喜欢少数几种食物,对其他食物毫无兴趣。

这些不同形式的 ARFID 都可能对孩子的成长和健康产生严重影响。患有 ARFID 的孩子往往体重不足,身高和体重的增长也可能落后于同龄人。此外,由于长期摄入的营养不够,他们的身体健康也可能受到影响,导致疲倦、免疫力下降等问题。

回避性/限制性摄食障碍的早期信号

ARFID 的早期症状往往表现为一种极端的挑食行为。如果您注意到孩子有以下这些行为变化,就需要引起警惕了。

- **只喜欢极少数几种食物**:孩子的饮食非常单一,只愿意吃少数几种特定的食物;

- **回避特定食物**:孩子会根据食物的质地、颜色或其他特征,拒绝食用某些食物或整个食物类别;

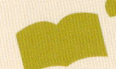 **食物与情感的纠葛：解码儿童青少年进食障碍**

- **挑食行为加剧**：孩子挑食的程度随着时间的推移变得更加严重，甚至开始拒绝曾经喜欢的食物；
- **进餐焦虑**：孩子对进餐感到紧张或焦虑，表现出不愿意吃饭的倾向；
- **对噎住或呕吐的恐惧**：孩子对食物感到恐惧，害怕被噎住、呕吐等，因而避免进食；
- **进食速度异常缓慢**：孩子吃饭的速度非常慢，可能是因为对食物的质地或味道不适应；
- **食欲不振**：孩子常常表现出食欲不振，或者在吃很少的食物后就感觉饱了；
- **进食后不适**：孩子可能会抱怨吃完东西后感到不舒服，如肚子痛或恶心。

此外，由于患有ARFID的孩子往往摄入的营养不够，他们可能会出现一些生理上的问题。这些信号同样可能是其他进食障碍的征兆，如神经性厌食。所以如果您的孩子出现以下症状，尽快寻求医疗帮助非常重要。

- **体重减轻**

体重减轻是指孩子的体重比之前明显下降，通常是由于摄入的食物能量和营养不足以维持身体的正常需求。对于患有ARFID的孩子，体重减轻可能是因为他们的饮食极其有限，导致摄入的食物量远远不足以支持他们的正常生长和日常活动。

体重减轻的影响包括：

能量不足：孩子可能会感到疲倦、无力，日常活动的精力明显不足。

身体功能受影响：长期的体重减轻可能影响身体的正常功能，如免疫系统的弱化、肌肉力量的下降等。

- **生长迟缓**

生长迟缓是指孩子的身高和体重增长速度明显低于同龄孩子的正常标准。

正常情况下，孩子在成长过程中会定期增加身高和体重，这些指标在一定的年龄段内有较为固定的增长范围。如果孩子的身高和体重增长停滞或低于预期，就被称为生长迟缓。

生长迟缓的原因主要包括：

营养不足：孩子摄入的食物种类和数量不足，无法提供足够的能量和营养素，如蛋白质、维生素和矿物质，这些都是生长发育所必需的。

荷尔蒙失调：长期的营养不良可能导致体内激素水平的改变，影响孩子的生长发育。

生长迟缓的影响包括：

身高受限：孩子的最终身高可能会低于遗传潜力。

发育迟缓：不仅身高和体重受到影响，青春期的正常发育进程（如性发育）也可能被延迟。

健康问题：长期的生长迟缓可能导致骨骼发育不良、免疫功能低下以及其他健康问题。

● **消化问题**

在没有其他医学原因的情况下，患有 ARFID 的孩子可能会经常出现消化不良、胃痛等问题。

消化不良：孩子可能会在进食后感到胃部不适、胀气、腹部疼痛或有饱胀感。消化不良通常伴随着食欲不振，孩子可能会在吃完饭后觉得不舒服，甚至出现恶心感。

胃痛：孩子可能会经常抱怨胃痛，这种疼痛通常发生在吃饭后。胃痛的程度和持续时间可能会有所不同，可能只是轻微的不适，也可能是剧烈的疼痛，影响孩子的正常生活和学习。

为什么会出现这些消化问题？

患有 ARFID 的孩子由于饮食极度受限，摄入的食物种类和数量不足，可能导致消化系统的运作不正常。例如：

食物与情感的纠葛：解码儿童青少年进食障碍

缺乏必要的营养素：某些食物中含有的纤维、酶和其他营养素对于维持健康的消化系统至关重要。如果孩子的饮食过于单一，缺乏这些营养素，可能会导致消化不良。

进食习惯异常：一些孩子因为对食物的恐惧或厌恶，可能吃得很少或很慢，这种不规律的进食习惯可能导致消化系统的紊乱，出现胃痛或其他消化问题。

焦虑和压力：ARFID 的孩子可能因为与进食相关的焦虑和压力而影响消化功能。精神紧张和焦虑情绪会直接影响胃肠道的正常运作，引发胃痛和消化不良。

消化问题的影响：

持续的消化问题不仅会让孩子感到不适，还可能导致他们进一步避免进食，形成恶性循环。这种情况如果得不到及时干预，可能会导致孩子的营养状况进一步恶化，影响他们的整体健康和正常发育。

● **注意力不集中**

注意力不集中是指孩子在学习或进行日常活动时，难以保持专注和集中。具体表现可能包括：

无法专注：孩子在做作业或听课时，经常因为周围的声音、物品或自己的思绪而分神，无法持续专注于手头的任务。

效率低：孩子很难按时完成简单的作业或家庭任务，需要比其他人更多的时间。

记忆力差：孩子会经常忘记老师的指令或家长的叮嘱，甚至忘记自己刚刚在做什么。

兴趣减退：孩子对曾经感兴趣的活动变得不再投入，容易厌倦，或者无法长时间坚持某项活动。

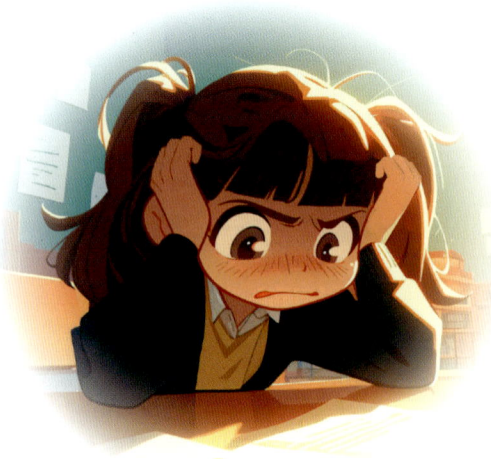

为什么会出现注意力不集中？

注意力不集中可能由多种原因引起，患有 ARFID 的孩子可能由于以下几方面的原因导致注意力问题：

营养不足：大脑需要足够的营养才能正常运作。患有 ARFID 的孩子由于饮食极度受限，可能缺乏重要的营养素，如铁、Omega-3 脂肪酸、维生素 B 群等，这些营养素对维持大脑功能和集中注意力至关重要。营养不足可能导致大脑供能不足，进而影响孩子的注意力。

低血糖：摄入的食物能量不足可能会导致血糖水平下降，而低血糖会直接影响大脑的功能，使孩子难以集中注意力，感到疲倦或困倦。

心理压力：由于 ARFID，孩子可能长期处于焦虑或压力状态，这种心理负担也会干扰他们的注意力。焦虑可能使孩子的思绪纷乱，无法专注于当前的任务。

● 头晕或昏厥

头晕和昏厥通常与营养不足密切相关，尤其是患有 ARFID 的孩子，他们的饮食摄入不足可能导致以下几个问题：

低血糖：摄入的食物能量不足，尤其是缺乏碳水化合物，可能会导致血糖水平下降。低血糖会直接影响大脑的功能，引发头晕甚至昏厥。

贫血：营养不足可能会导致缺铁性贫血或其他形式的贫血，这意味着血液中携氧的红细胞数量减少，导致大脑和身体其他部位的氧气供应不足，进而引起头晕或昏厥。

血压下降：长期营养不良可能导致血压偏低，特别是在突然站起或变换姿势时，这种低血压会导致头晕或晕倒。

● 睡眠问题和疲劳

孩子可能难以入睡、容易醒来，或者夜间经常醒来，即使孩子看似睡了足够的时间，他们仍然感到疲倦，白天无法保持精力充沛。这种疲劳感可能持续一整天，影响学习和日常活动。

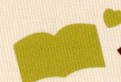 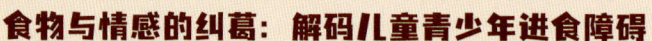

● 感到寒冷

孩子可能经常感到冷，甚至在其他人感到舒适的环境中也是如此。他们可能需要穿更多的衣服或盖更厚的被子才能感到温暖。

为什么会感到寒冷？

● 脂肪储备不足：身体脂肪在维持体温方面起着重要作用。患有 ARFID 的孩子由于摄入的脂肪不足，体内脂肪储备减少，可能会导致体温调节困难，容易感到寒冷。

● 代谢率下降：营养不良会降低基础代谢率，使身体产生的热量减少，从而导致孩子比其他人更容易感到冷。

● 贫血和循环问题：贫血会导致血液循环减弱，特别是在手脚等末梢部位，孩子可能会因此感到手脚冰冷。

● 出现皮肤干燥、指甲脆弱或脱发等问题

对于患有 ARFID 的孩子，以下几个原因可能导致这些问题的出现：

缺乏必要的脂肪酸：健康的皮肤和头发需要足够的必需脂肪酸，如 Omega-3 和 Omega-6 脂肪酸。这些脂肪酸有助于维持皮肤的水分和弹性，促进头发的健康生长。如果饮食中过于缺乏脂肪，皮肤和头发的质量就会下降，导致干燥和脆弱。

维生素缺乏：皮肤和头发的健康还依赖于多种维生素，如维生素 A、E、C 和 B 族维生素。维生素 A 和 E 有助于维持皮肤的光滑和柔软，维生素 C 参与胶原蛋白的合成，保持皮肤的弹性，而 B 族维生素则对头发的生长至关重要。缺乏这些维生素会导致皮肤干燥、指甲脆弱和脱发。

蛋白质不足：头发主要由角蛋白（一种蛋白质）构成，而皮肤也需要蛋白质来修复和再生。如果孩子摄入的蛋白质不足，头发和皮肤的健康都会受到影响，可能会导致头发稀疏和皮肤问题。

缺铁：铁对于血红蛋白的生成和氧气的输送至关重要，而充足的氧气供

应对于皮肤和头发的健康同样重要。缺铁性贫血可能导致皮肤苍白、干燥，以及脱发。

● 月经缺失

月经缺失是指青春期女孩的月经周期停止或变得不规律，医学上称为闭经。正常情况下，青春期女孩应每月经历一次月经，这标志着身体的正常发育和生殖系统的健康。如果月经突然停止（即使只是几个月），或者周期变得不规律，这可能是身体发出的警示信号。

月经缺失通常与体内的营养状况和激素水平密切相关。对于患有 ARFID 的女孩来说，月经缺失可能由以下几个因素引起：

● **营养不足**：月经周期的维持需要足够的能量和营养。患有 ARFID 的女孩由于饮食严重受限，摄入的食品能量和营养素（如脂肪、蛋白质、维生素和矿物质）不足，可能导致身体能量匮乏，无法支持正常的生殖功能，进而引发月经停止或周期紊乱。

● **体重过低**：体重过低会导致体内脂肪储备不足，而脂肪在激素的合成和调节中起着关键作用。体重过低会导致雌激素水平下降，进而影响月经周期。

● **激素失调**：营养不良和体重下降会干扰体内激素的平衡，特别是影响下丘脑 - 垂体 - 卵巢轴（HPO 轴）的正常功能。这个轴是控制月经周期的核心，如果它的运作受到干扰，月经可能会变得不规律或完全停止。

● 免疫力下降

在患有 ARFID 的孩子中，由于他们的饮食非常有限，摄入的营养素（如维生素、矿物质和蛋白质）可能不足。这些营养素是维持免疫系统正常功能的关键。例如，维生素 C 和锌对于支持免疫系统的功能非常重要，蛋白质则是生成抗体的重要组成部分。如果这些营养素摄入不足，免疫系统的功能可能会减弱。

免疫力下降的孩子比其他孩子更容易患上普通感冒、流感或其他感染性疾病，如耳朵、喉咙和呼吸道感染。当孩子生病时，由于免疫系统功能较弱，他们的身体需要更长时间来对抗感染和恢复健康。即使是普通的感冒或小伤口愈合，他们也可能比其他孩子需要更长的时间。

回避性／限制性摄食障碍与其他障碍

ARFID 的诊断往往具有挑战性，因为它的症状常常与其他进食障碍或心理障碍相似，甚至重叠。许多孩子可能同时患有 ARFID 和其他障碍，这使得区分和诊断变得更加复杂。

值得注意的是，孩子可能同时被诊断为 ARFID 和其他障碍。在这种情况下，专业的综合评估非常重要，以确保孩子得到最合适的治疗。营养缺乏常常是区分 ARFID 与其他障碍的关键因素，因为 ARFID 会直接影响孩子的营养摄入量和营养状态。

● ARFID 与其他进食障碍

ARFID 的症状有时与神经性厌食等进食障碍相似，特别是在孩子表现出对某些食物的极端回避和身体体重下降时。然而，ARFID 并不涉及对体重或身材的担忧，这与神经性厌食有显著区别。尽管如此，临床上仍可能存在两种障碍并存的情况。

● ARFID 与注意力缺陷多动障碍和焦虑障碍

注意力缺陷多动障碍和焦虑障碍也可能以类似 ARFID 的方式表现出来。例如，患有注意力缺陷多动障碍的孩子可能因为注意力难以集中而对进食不感兴趣，或者进食速度很慢。此外，患有社交焦虑障碍的孩子可能因为害怕在同学面前进食而避免在学校吃午饭，这种行为也容易与 ARFID 相混淆。

● ARFID 与自闭症谱系障碍

ARFID 的症状也可能与自闭症谱系障碍（autism spectrum disorder，简称自闭症或 ASD）重叠。自闭症的孩子对食物的感官体验通常非常敏感，例如，他们可能会拒绝吃某些质地的食物，如过于糊状或过于脆的食物。这与 ARFID 的表现非常相似，因此在诊断时需要特别注意两者的区分。

第二部分 常见进食障碍的识别与治疗

- **ARFID 与强迫症**

由于 ARFID 孩子在进食方面通常有一些仪式化的行为和僵化的习惯，这些行为有时可能与强迫障碍（obsessive-compulsive disorder，简称强迫症或 OCD）重叠。例如，恐吐症（强迫症的一种，患者对呕吐感到强烈恐惧）可能表现为孩子回避某些食物或特定情境，类似于 ARFID 的症状。然而，强迫症的特征通常是对广泛环境的回避，而不仅仅是食物。

一个典型的例子是，孩子可能因为曾在春节时吃得太多而呕吐，从此对呕吐产生恐惧，进而回避与那次经历相关的事物。如果这种回避行为扩展到生活的各个方面，例如孩子的恐惧源包含那次过节的食物与当时穿的衣服，而不仅限于饮食，诊断可能更倾向于强迫症；但如果孩子的恐惧主要表现为食欲不振和营养不良，被诊断为 ARFID 的可能性就更大。

回避性/限制性摄食障碍的治疗

如果家长怀疑孩子可能患有 ARFID，首先应寻求经验丰富的进食障碍专家进行全面评估，因为 ARFID 的症状常常难以识别，而且容易与其他障碍相混淆。如果孩子还存在其他诊断（如强迫症或焦虑症），请确保在评估过程中与相关领域的专家合作。

由于 ARFID 是一种相对较新的诊断，目前针对其最佳治疗方法的研究还在进行中。虽然还没有确凿的基于证据的治疗模型，但一些试点研究和治疗开发已经显示出潜在的效果。治疗 ARFID 的一个关键部分是，帮助那些因饮食问题导致体重不足或营养不良的孩子恢复健康体重，并保持医学上的稳定。这通常需要与营养师和内分泌专家合作，同时，职业治疗师可以帮助孩子克服与进食相关的感官挑战。

- **认知行为疗法和其他心理治疗**

在治疗 ARFID 时，有很多方法与治疗强迫症和焦虑症相似，尤其是在孩子的体重没有明显偏轻的情况下。目前，一些有前景的研究正在调整认知行为疗法用于治疗 ARFID 儿童。例如，CBT-AR 是一种专门为 ARFID 设计的模型，此外，还有一种结合了进食障碍家庭治疗（FBT）和称为统一协议（UP）的焦虑治疗模型，这些都在积极研究中。

对于患有 ARFID 的孩子来说，挑战在于他们往往非常坚信自己对食物的不合理恐惧是真实的。例如，他们可能坚信吃绿色食物一定会导致呕吐。由于这种信念根深蒂固，实施暴露疗法（逐步让孩子接触他们害怕的食物）可能会非常困难，因为即使是最小的暴露也可能引发过度的焦虑。

因此，ARFID 的治疗通常最好从认知层面的工作开始，帮助孩子以更理性的方式看待他们的恐惧。在建立了一定的认知基础之后，再逐步进行暴露疗法，让孩子逐步适应他们害怕的食物，从而减少焦虑。

● 家庭的角色和早期干预的重要性

无论采用何种治疗方法，家长的参与和家庭支持都是成功的关键因素。早期干预至关重要，因为如果不加以治疗，ARFID 的症状可能会延续至成年，即使它很少在成年期开始。

许多家长在孩子年幼时可能会将他们的挑食视为暂时的习惯，认为随着时间推移，孩子会自然好转。然而，如果孩子的挑食行为对他们的身体健康、社交生活或情绪状态产生了负面影响，寻求专业帮助就非常重要。早期识别和治疗可以帮助他们克服饮食上的困难，并为孩子的长期健康打下坚实基础。

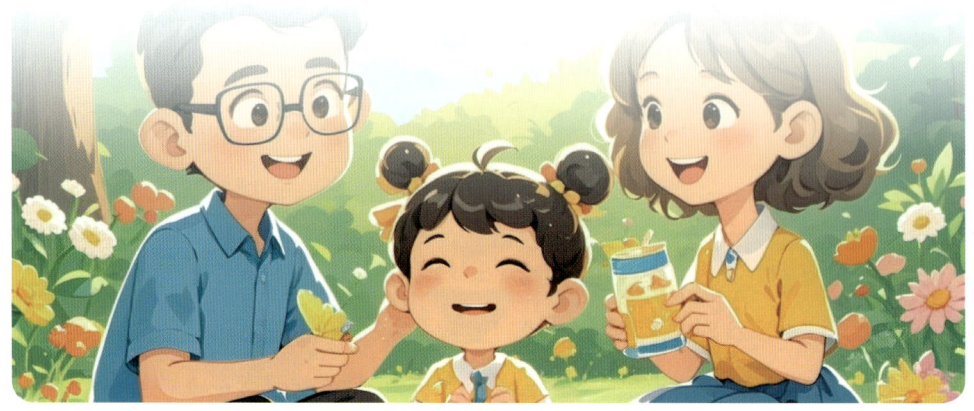

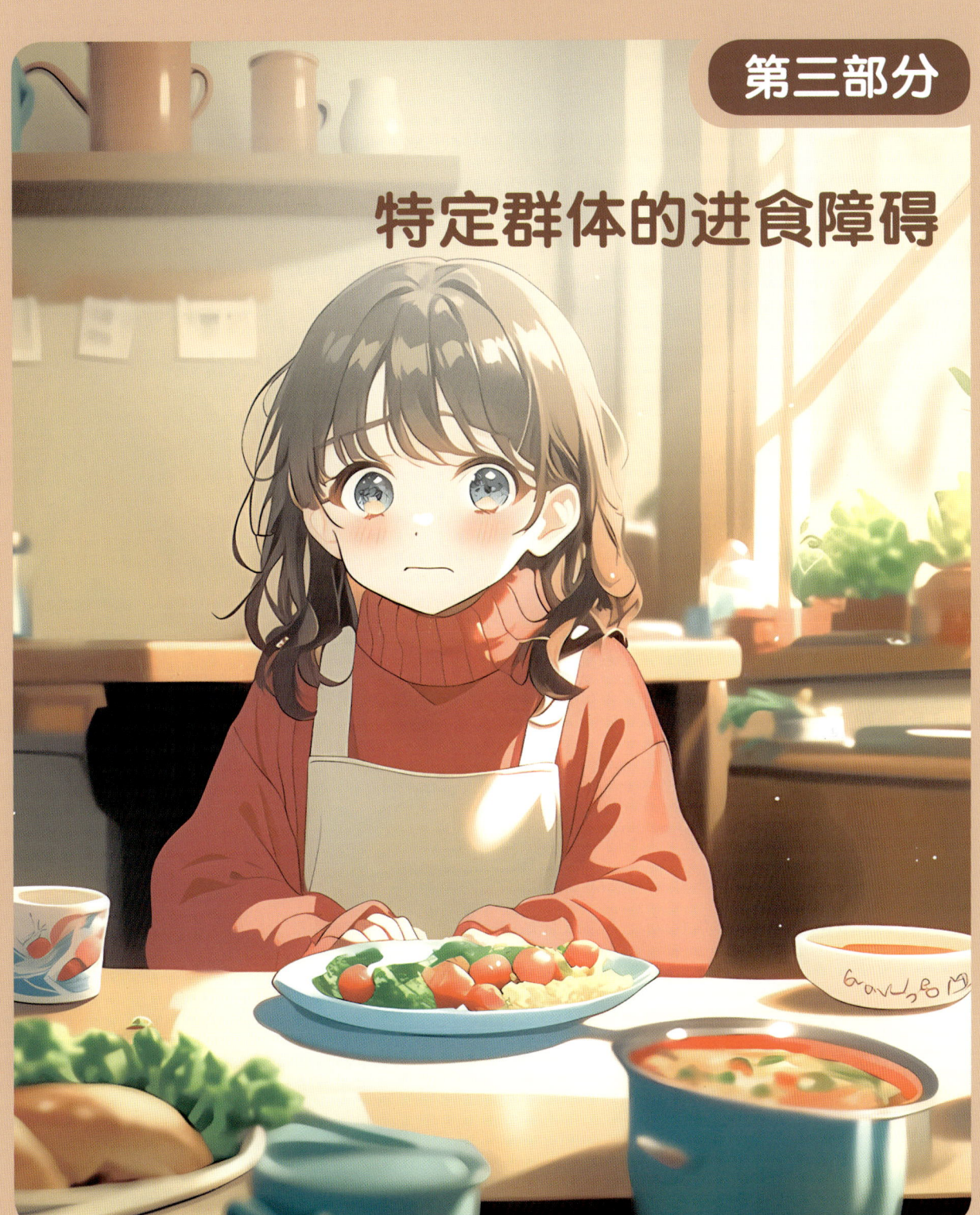

第三部分

特定群体的进食障碍

食物与情感的纠葛：解码儿童青少年进食障碍

女孩与进食障碍

儿童和青少年群体中，进食障碍的发病率在性别因素上存在显著差异。尽管男孩也会患上进食障碍，但这一问题在女孩中的发生率更高。这种性别差异引发了许多讨论，究竟是什么原因让女孩更容易受到进食障碍的影响？

人们很容易将进食障碍归因于社会文化现象，特别是现代社会对女性身体形象的高度关注和标准化。然而，深入研究后我们发现，进食障碍的产生并非仅仅受社会文化的影响，而是女性生物学、青春期生理变化与社会文化因素复杂交织的结果。

女性生物学与文化的复杂交织

青春期是女孩生理和心理发生剧烈变化的时期。身体的变化、荷尔蒙的波动以及对自身形象的日益关注，使得女孩在这个阶段更加脆弱。女性的生物学特质在某种程度上使她们在面对这些变化时，容易对身体形象产生不满，进而引发对体重和外貌的过度关注。

社会文化对女性身体形象的物化也是一个不可忽视的重要因素。女性在许多社会文化中被过早物化，尤其是性化，并且这种物化往往与对"苗条"身体的推崇相伴而生。女孩们在成长过程中不断面对"瘦即美"的评价标准，这正是进食障碍发展的强大风险因素。

此外，文化对女性身体的推崇不只是抽象的社会规范，它还会直接影响女孩们的自我认知和行为。当她们将"瘦即美"的社会评价内化为评价自我价值的重要标准时，如果发现自己不符合这种标准，就可能产生强烈的自卑和不安，从而陷入不健康的饮食行为中。我们过去常常误认为这些女孩是"屈服于文化压力"，但事实上，这种文化影响是非常强大的，会对她们的心理和行为产生深远的影响。

第三部分 特定群体的进食障碍

康复环境中的文化挑战

对于正在从进食障碍中康复的女孩来说，文化因素对康复过程的影响也是至关重要的。她们需要在一个极力推崇"瘦即美"的社会环境中努力恢复健康体重。这种环境无形中向她们传递出"康复是错误的"的信息，这给康复带来了巨大的挑战。要在这样一个环境中逆流而上，重新建立健康的身体和心理状态，需要极大的毅力和外界支持。

对于临床医生和家长来说，理解和管理康复环境中的文化压力是治疗进食障碍的重要环节。通过营造一个支持康复、强调健康与自我接纳的环境，帮助女孩们抵御外部文化的负面影响，将有助于她们更顺利地走出进食障碍的困境。

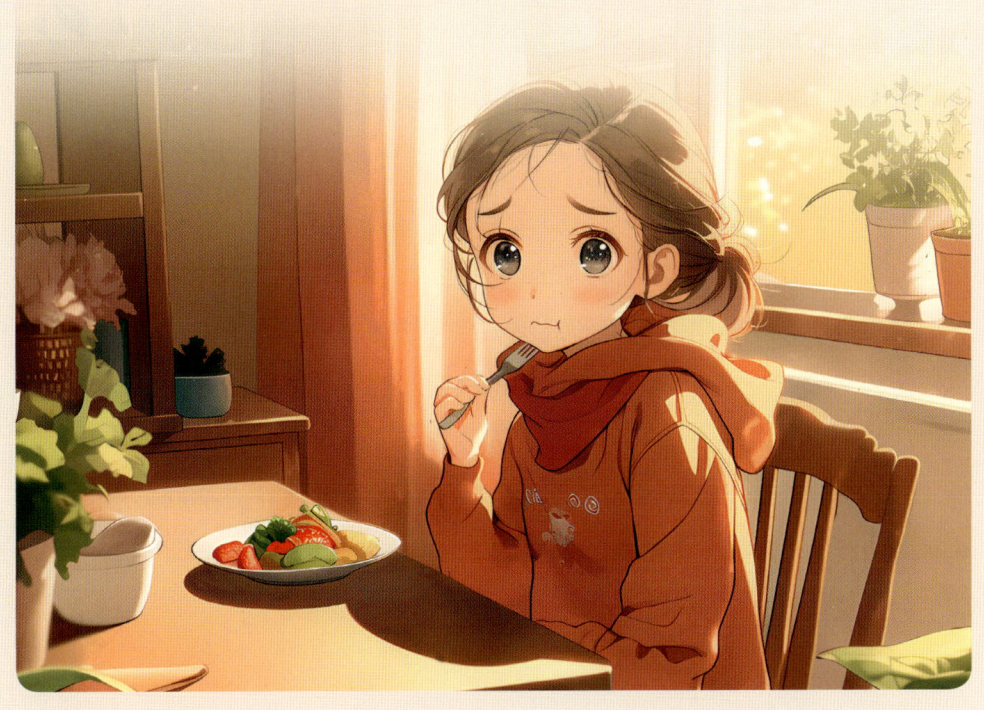

男孩与进食障碍

尽管女性在进食障碍患者中占据了大多数,但男性也同样会受到进食障碍的困扰,只是这一现象往往被忽视或误解。

隐藏在肌肉背后的困扰

在进食障碍患者中,男性占比可能达到1/4到1/3。更令人担忧的是,研究发现,男性出现进食障碍行为的速度比女性更快,这意味着男性在发展进食障碍时,病情可能会在短时间内迅速恶化。然而,由于传统观念和社会文化的影响,进食障碍在男性中往往难以被及时发现和治疗。

男性进食障碍的隐蔽性不仅在于其表现形式,还与男性自身的心理和社会压力有关。进食障碍传统上被视为一种"女性问题",这种观念导致许多男性不愿意承认自己也有类似的困扰。他们可能担心寻求帮助会被视为软弱或"不够男子汉",因此倾向于隐藏自己的症状,不愿向家人、朋友或医疗工作者寻求支持。

这种情况导致了一个恶性循环:男性进食障碍患者由于得不到及时的帮助,病情可能会进一步恶化,而更严重的症状又加深了他们的孤立感和羞耻感。研究表明,男性患者通常在病情已经非常严重、无法继续隐瞒时,才会寻求帮助。这一延迟不仅增加了治疗的难度,也大大降低了康复的可能性。

进食障碍在男性中的表现形式往往与女性有所不同,这使得父母、教师以及医疗工作者更难以察觉。与女性常表现出的对体重减少的执念不同,许多男性可能更加关注身体的肌肉发达程度。为了追求理想中的肌肉体型,他们可能会过度锻炼,并严格控制饮食,甚至依赖蛋白质补充剂或类固醇。这些极端的行为也可能导致严重的身体和心理健康问题,但往往被误认为是"健康生活方式"的一部分,因而更难被识别为进食障碍。

社会文化对男孩进食障碍患者的影响

进食障碍的成因是多方面的。男孩和女孩的进食障碍通常源于类似的根本原因：遗传倾向、环境影响以及社会文化的压力。这些因素共同作用，促使人们追求一种被广泛宣传和奖励的"理想"体型。

在许多文化中，与女孩常面临的"瘦即美"的观念不同，男孩更倾向于认同"壮即美"，追求强壮和力量。例如，许多电影和广告中的男性角色都展示出完美的肌肉体型，并伴随着自信和成功的形象，被塑造成男孩的榜样；许多视频游戏也会通过肌肉发达、力量强大的男性角色，来强调身体形象；男孩们喜爱的玩具动作人物通常也被设计得肌肉发达、体型夸张，超出真实比例。这些媒体、游戏、玩具中的强壮男性形象，会成为青春期男孩模仿的对象，导致他们对自己的身体形象有着不切实际的高期望，或误以为只有拥有格外强壮的肌肉体型，才能被视为成功和受欢迎，因而通过极端的训练和不健康的饮食方式获得强壮的体型，或是追求极端体型，导致进食障碍。

此外，某些运动类型由于其对体重和外貌的强调，使得参与这些运动的男孩更容易受到进食障碍的影响。例如，体操、摔跤、划船、健美、跑步和舞蹈等运动往往要求运动员保持特定的体型或体重，以达到最佳表现或符合比赛标准。这些要求不仅增加了男孩对自身身体形象的关注，还可能促使他们采取极端的饮食和锻炼方式。研究表明，许多参与这些运动的男孩可能会为了减轻体重或增加肌肉而陷入不健康的饮食习惯。例如，一些摔跤运动员可能会在比赛前通过极端节食或脱水来迅速减轻体重，而健美运

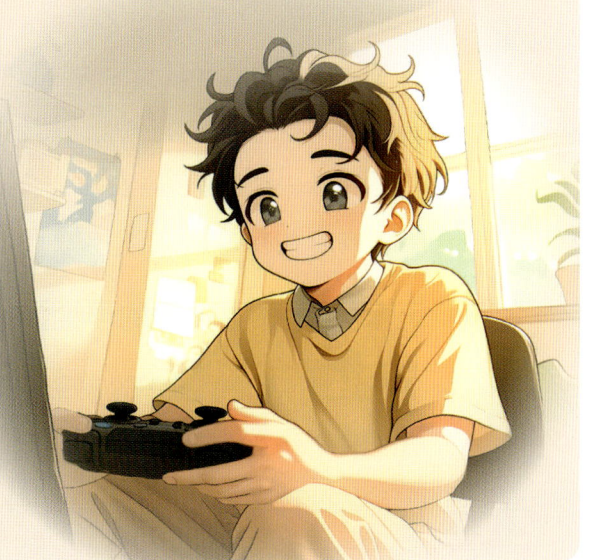

动员则可能通过严格控制饮食和过度训练来塑造完美的肌肉线条。这些行为在短期内可能有助于他们在比赛中取得好成绩，但从长远来看，会对他们的身体和心理健康造成严重危害。

男孩的进食障碍对健康的影响

所有类型的进食障碍都可能引发严重的健康问题，例如因营养摄入不足，导致骨密度下降，进而引发骨质疏松或骨质减少等身体健康问题，以及抑郁症、焦虑症、物质滥用以及人格障碍等心理健康问题。

对于进食障碍的男孩来说，由于他们的饮食和锻炼习惯很容易被误认为是"健康生活方式"，很多患者在病情恶化前得不到及时的干预，这导致他们可能因长期的过度锻炼和极端控制饮食产生更严重的身体健康问题（包括但不限于心脏问题、骨质疏松、内分泌失调和肌肉损伤）和心理健康问题。

特别是患有神经性厌食的男孩，通常会表现出睾酮和维生素 D 水平偏低的情况，有时甚至需要通过补充睾酮来改善。此外，男孩的进食障碍还可能导致因过度锻炼而引发的肌肉、关节和肌腱损伤。有些男孩为了快速增加肌肉，可能会使用类固醇，但这会带来一系列副作用，例如长痘、睾丸萎缩、精子数量减少、高血压、高胆固醇、肝功能异常、便秘，甚至可能导致情绪失控（俗称"类固醇愤怒"）。

研究表明，男性因进食障碍导致死亡的风险比女性更高，这是因为男性更容易迅速减肥、快速失去体脂，并且他们通常在病情较晚期时才被诊断出来，甚至有些人从未被诊断。此外，患有抑郁症和其他心理健康问题的男性还可能面临更高的自杀风险。

进食障碍在男孩中的早期识别与支持

由于进食障碍在男孩中的表现形式更为隐蔽，早期识别至关重要。父母、教师和医疗工作者需要对一些非典型的症状保持警觉。例如，如果一个男孩对自己的体型过度关注，花费大量时间在健身房，或者严格限制饮食，可能需要进一步了解他的行为背后是否存在进食障碍的可能。

此外，注意男孩的情绪和社交变化也很重要。如果一个男孩变得更加孤僻、对社交活动失去兴趣，或者表现出明显的情绪波动，这可能是他内心正在与进食障碍作斗争的信号。早期干预可以帮助男孩避免进食障碍对身体和心理健康的长期危害，及时的支持和治疗是他们康复的关键。

● 男孩的"反向厌食症"或"大肌肉症"

许多患有进食障碍的男孩并不是为了变得更瘦，而是为了获得肌肉发达的体型。这种表现形式有时被称为"反向厌食症"或"大肌肉症"。这些男孩具有与厌食症相同的心理特征，只是他们将这种执念推向了相反的方向。

在追求理想体型的过程中，这些男孩往往采取极端的手段。他们可能会过度锻炼，追求极低的体脂率和明显的肌肉线条。有些男孩甚至会使用类固醇或其他非处方补充剂，以期快速增加肌肉质量。这种对"完美"体型的追求，往往伴随着对"干净饮食"的痴迷，例如减少碳水化合物摄入、增加蛋白质摄入，或者严格遵循某些流行的饮食计划。

研究表明，男孩可能在青春期早期或中期就开始发展出这种类型的进食障碍。这一阶段，正是男孩们对身体形象逐渐产生意识并渴望得到社会认同的时期，因此，他们极易受到媒体、同伴和社会文化的影响。

● 男孩进食障碍的迹象

由于社会对男性形象的刻板印象和期望，男孩的进食障碍常常更隐蔽，更难被发现，一些看似"正常"的行为其实隐藏着深层的心理困扰。例如，一群17岁的男孩在快餐店里吃掉多个巨无霸汉堡，这种行为可能被认为是有趣甚至"酷"的，但这背后可能隐藏着深层的饮食问题和心理痛苦。

并不是所有对自己身体不满意的男孩都会发展成进食障碍，但有些行为可能暗示问题正在潜伏。以下迹象可能表明孩子的习

食物与情感的纠葛：解码儿童青少年进食障碍

惯已经超出了正常范围，需要进一步的关注和干预，家长和教师应加以重视。

● **对锻炼的过度关注和投入**：例如每天花费大量时间在健身房锻炼，并且在身体疲惫时仍坚持高强度训练，这可能不是单纯的热爱运动，而是与进食相关的强迫行为。

● **严格遵守饮食仪式**：例如每顿饭必须按照固定的顺序或方式进食，或者对饮食的时间和内容有严格的控制，这可能是一种对饮食失控的反应。

● **大量进食但没有相应的体重变化**：例如一次性吃掉大量食物，但没有明显的体重增加，这可能暗示着暴食后存在清除行为（如催吐或使用泻药）。

● **在用餐中途或之后立即去洗手间**：这可能是清除行为的信号，特别是在每次用餐后都发生的情况下。

● **拒绝食用某些食物类别**：例如拒绝所有含糖或脂肪的食物，或者仅仅吃特定种类的食物，这可能表明对食物的极端控制。

● **对食物的异常行为**：例如将食物切成极小的块，或者在盘子上来回推食物而不实际进食，这些都是食物焦虑的表现。

● **痴迷于阅读营养信息或计算食物能量**：例如持续关注食物的营养成分，或不断计算食物能量的行为，可能反映出对体重和外貌的过度担忧。

● **不断称体重或照镜子**：例如频繁地测量体重和照镜子检查身体形态，尤其是当这些行为影响到日常生活时，可能预示着进食障碍。

● **避免或退出涉及食物的社交聚会**：例如避免与朋友和家人一起吃饭，或者借故退出社交聚会，这可能是他试图掩盖饮食问题的信号。

● **在众目睽睽下隐藏自己**：例如在别人面前表现得正常，甚至健康，但在私下里进行不健康的饮食或锻炼行为。

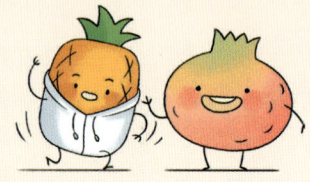

第四部分

进食障碍的治疗与康复

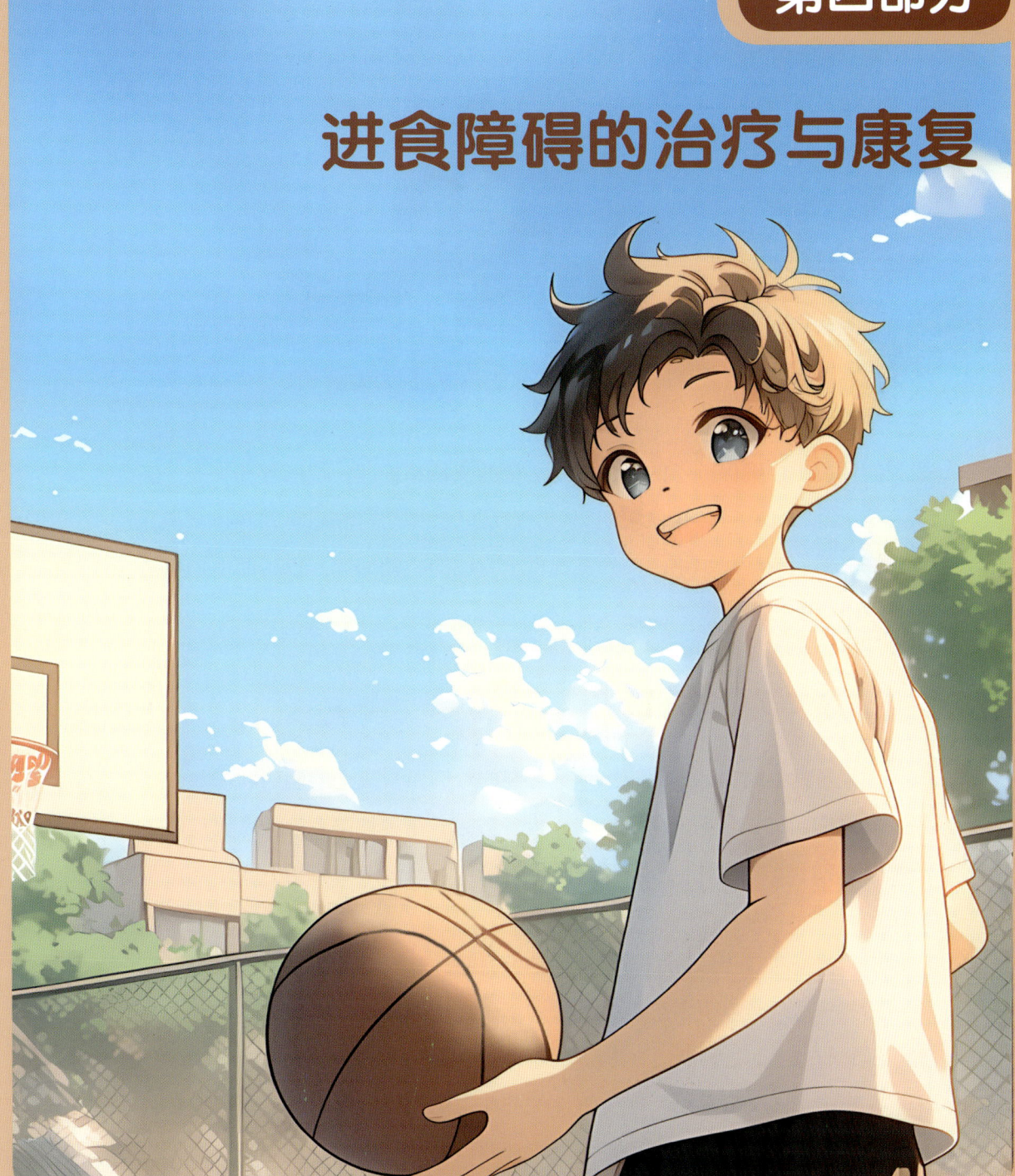

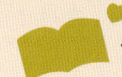
食物与情感的纠葛：解码儿童青少年进食障碍

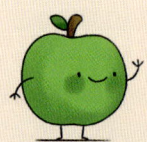
进食障碍是一种非常严重的心理健康问题，尤其对于儿童和青少年而言，其后果可能是毁灭性的，甚至可能致命。然而，进食障碍也是可以治疗的，关键在于尽早识别并采取适当的干预措施。如果怀疑孩子有进食障碍的迹象，家长应立即联系医生或心理健康专业人士寻求帮助。早期干预往往是帮助孩子恢复健康的重要一步。

住院治疗

在某些情况下，医生可能要求进食障碍患者住院治疗。这通常适用于那些因为进食障碍而导致身体状况极度恶化的孩子，例如体重下降到危险水平，或由于长期营养不良而导致多种身体并发症。住院治疗的目的是在一个安全、受控的环境中，确保孩子的身体得到必要的支持和护理，包括营养补充、医学监控以及心理支持。在住院期间，医疗团队会密切监测患者的身体状况，逐步恢复他们的健康水平，并为其提供全方位的心理治疗，以帮助他们应对进食障碍背后的心理问题。

以家庭为基础的治疗

在某些紧急情况下，住院治疗是必要的，例如当孩子的健康状况危急或需要紧急的精神护理时。然而，对于大多数患有精神性厌食症或贪食症的孩子来说，治疗专家更倾向于以家庭为基础的治疗（family-based treatment，FBT）。

FBT是一种基于家庭的进食障碍治疗方法，其核心理念是相信父母有能力帮助孩子从进食障碍中康复。FBT的基础在于，父母本能地具备照顾和养育孩子的能力，而这种能力在进食障碍的治疗中也同样重要。在FBT中，孩子留在家中，由父母承担起在传统住院治疗中由护士执行的职责，即监督和管理孩子的饮食，确保他们摄入足够的营养以恢复健康。研究表明，这是一种能够帮助体重不足的孩子最快恢复健康体重的有效方法。对于患有贪食症的孩子，父母还需要学会如何监控孩子可能出现的暴食行为和清除行为。

进食障碍是一种复杂且令人困惑的疾病，常常严重扰乱家庭生活。很多患有进食障碍的孩子的父母，可能因为长时间面对孩子的病情而感到无力和失去信心，甚至放弃对孩子饮食的控制。然而，在FBT中，父母需重新承担起这一重要的角色，成为孩子康复过程中的核心力量。通过治疗过程中的指导，临床医生会帮助父母重拾信心，让他们逐步相信自己的直觉，知道自己完全有能力帮助孩子走出进食障碍的困境。

FBT并不仅仅是治疗方法的改变，更是对父母角色的重新赋权。通过这一过程，父母不再是旁观者，而是积极参与者，直接影响孩子的康复进程。FBT的成功也在于它充分发挥了家庭的支持力量，使得孩子能够在熟悉、安全的环境中得到更快的恢复。

以家庭为基础的治疗是如何运作的

在以家庭为基础的治疗（FBT）中，临床医生会指导父母或照护者模仿医院进食障碍治疗的两个关键部分：共情孩子，以及创建一个"必须进食"的环境。就像父母在面对癌症等疾病时，即使治疗过程不愉快，也会坚持让孩子接受治疗一样，在FBT中，父母也必须坚定地执行治疗指导。患有进食障碍的孩子几乎都会拒绝那些有助于他们恢复体重的食物，需要明白的是，这种疾病就像一个恶性肿瘤，父母并不是在与孩子作对，也不是在让孩子的生活变得痛苦，而是在与疾病作斗争。

在FBT的初始阶段，父母需要全面接管孩子的饮食管理，包括选择食物、准备食物以及监督孩子的进食。这个过程并不容易，家长可能会面临孩子的抵抗和情绪波动。例如，父母需要对孩子说："我知道这对你来说很难，但我会一直在这里陪着你，直到你吃完这顿饭。"不断重复这一过程，不做任何让步，是FBT初始阶段的核心。

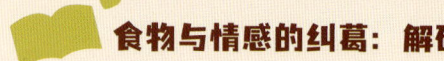

这个过程可能需要相当多的时间。父母可能需要在餐桌旁陪伴孩子很长一段时间，耐心等待他们完成进食。关键在于，没有讨价还价的余地。通过临床医生的指导，父母学会冷静而自信地指导孩子的饮食，帮助孩子建立必要的边界，从而促进他们的康复。这个过程中，父母的坚持和支持是孩子战胜进食障碍的重要力量。

在这个过程中，父母可能需要暂停他们的日常生活，因为这段时间的治疗会对家庭生活带来很大的干扰。但要认识到，进食障碍是一种紧急的医疗威胁，就像肾衰竭患者需要每周进行多次透析一样，这种改变虽然难以管理，但从医疗角度看是必要的。

随着FBT的推进，当孩子的营养状态得到了足够的恢复，体重和行为也趋于稳定时，治疗后期的目标是逐步将饮食决策权交还给孩子。这一过程需要谨慎和循序渐进，确保孩子能够在逐渐恢复正常生活的同时，保持健康的饮食习惯和积极的心理状态。

参与FBT通常意味着家庭日常生活将发生重大变化。例如，在双亲家庭中，父母可能需要轮流请假在家，全程监督孩子的饮食。在单亲家庭中，则可能需要寻求其他家庭成员或可信赖的朋友帮助。理想情况下，兄弟姐妹也应参与到FBT中。父母的主要任务是帮助孩子恢复体重，而兄弟姐妹则可以在非进食时间为患病的亲人提供支持。由于治疗过程可能会给患有进食障碍的孩子带来极大的压力和痛苦，兄弟姐妹可以在非进食时间与他们相处，给予他们一个放松的空间，让他们能够暂时忘却治疗的压力，享受作为孩子的时光。当然，具体情况因家庭而异，让兄弟姐妹参与并不总是可行的，特别是有时兄弟姐妹可能会引发患有进食障碍的孩子的更大的压力，但如果可能的话，他们可以成为一个重要的支持系统。

为什么以家庭为基础的治疗有效

研究表明，以家庭为基础的治疗（FBT）对患有体重不足（如厌食症）或有暴食及清除行为（如贪食症）的孩子非常有效。FBT也被用于治疗其他类型的进食障碍，如非典型神经性厌食或回避性/限制性摄食障碍，但目前的实践主要集中在神经性厌食和神经性贪食上。

FBT 的有效性主要基于这样一个理念：相比于深入分析疾病的根本原因，改善孩子的营养状况更为重要。尤其是在厌食症的情况下，许多围绕食物的痛苦情绪（例如抑郁情绪、孤立感和强迫行为）往往是由长期饥饿引起的。饥饿状态下，孩子的大脑无法正常运作，导致情绪和行为的极端化。因此，一旦孩子的营养状况得以改善，他们的大脑逐渐恢复正常功能，思维能力也会随之提升，更容易作出健康的行为选择。

在治疗过程中，家长需要避免与孩子陷入所谓的"厌食辩论"。当孩子试图说服父母只吃蔬菜是可以的时，家长需要意识到，他们并不是在与理性、聪明的青少年对话，而是在与一种精神疾病作斗争。FBT 为家长提供了一种结构化的方法，使他们能够避免陷入这些无意义的争论，而是专注于确保孩子得到足够的营养。

通过这种方式，FBT 帮助家长重新掌控孩子的饮食，逐步引导孩子恢复健康的体重和心理状态。正因为如此，FBT 被认为是目前最有效的进食障碍治疗方法之一，它不仅帮助孩子迅速恢复身体健康，还为他们提供了一个安全、稳定的康复环境。

以家庭为基础的治疗结构是怎样的

以家庭为基础的治疗（FBT）通常包括大约每周二十次的治疗疗程，整个治疗过程分为三个阶段。在这三个阶段中，治疗的核心是临床医生与父母或照护者密切合作，同时为困境中的孩子提供支持。

每次治疗疗程开始时，FBT 临床医生会与孩子进行简短的交流，目的是检查体重并提供基本的心理健康支持。随后，父母或照护者与孩子（有时包括兄弟姐妹）一起，与临床医生会面，接受如何照顾孩子营养的具体指导和支持。

第一阶段通常持续十到十二次治疗疗程，这是治疗的主要工作阶段。这一阶段的重点是为孩子重新补充营养。在这一阶段，父母需要全面管理孩子

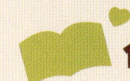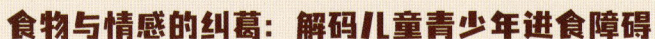
食物与情感的纠葛：解码儿童青少年进食障碍

的饮食，包括选择食物、准备食物和监督进食。通常情况下，孩子在治疗的前一两周不会上学，因为他们需要保存能量，同时逐步增加体重。如果治疗进展顺利，随着第一阶段的进行，父母可能会逐渐减少对孩子的监督。例如，到第三周时，孩子可能会在午餐后回到学校。如果体重继续增加，到第五周时，孩子可能在学校吃午餐，但需要有父母或老师在旁监督。

第二阶段通常持续五到六次治疗疗程。在这一阶段，孩子开始重新获得部分饮食决策权，同时参与一些适合他们年龄的家庭外活动。在这个阶段，谨慎行事非常重要，以防止病情复发。必须记住，这些步骤都需要非常谨慎，因为就在一两个月前，孩子的情况还很不稳定。曾经有一个案例，孩子病前是个优秀的运动员，在治疗中恢复得很好，但由于父母过早、过于激烈地重新引入体育活动，导致疾病复发。如果在第二阶段出现问题，家庭可能需要部分回到第一阶段，重新进行密切的监督和管理。

第三阶段是 FBT 的最后三到四次治疗疗程，这一阶段的主要目标是帮助孩子重新融入正常的生活，同时帮助父母学习如何在不再专注于进食障碍的情况下与孩子重新建立互动。通过这个阶段的治疗，家庭逐步恢复正常的生活节奏，而孩子也能够在更少的外部监督下继续保持健康的生活方式。

如何判断以家庭为基础的治疗是否适合您的孩子

当孩子处于危及生命的医疗或精神状态时，住院治疗是不可避免的选择。在大多数其他厌食症和贪食症的情况下，尤其是那些虽然体重极低但医学状况相对稳定的患者，以家庭为基础的治疗（FBT）通常是专家推荐的首选方法。

虽然 FBT 可能看起来令人生畏，但大多数父母实际上都有能力管理它。每个家庭都有各自的优势和挑战，而 FBT 的过程正是要应对这些独特的挑战，并利用家庭的优势来帮助孩子康复。最重要的优势在于，家庭对孩子的爱与关怀是无可替代的，这种情感在治疗过程中起着至关重要的作用。

如果 FBT 不起作用或由于某些原因不可行，还有其他进食障碍的治疗方法可以选择，包括增强型认知行为疗法（enhanced cognitive behavioral therapy, CBT-E），以及青少年焦点疗法 (adolescent-focused therapy, AFT)，但通常这些方法无法像 FBT 那样帮助孩子迅速恢复体重。

即使家庭处境充满挑战，也不应将 FBT 从治疗选择中轻易排除。作为临床医生，治疗团队需要具备创造力，帮助家庭应对工作职责、财务困难，或动员更广泛的亲友资源，让祖父母、亲戚或可信赖的朋友共同分担照顾和陪伴，甚至帮助父母处理彼此之间的分歧。毫无疑问，有些情况更为复杂和困难，但这也意味着治疗团队需要更加努力，给予家庭更多的支持。

FBT 的成功很大程度上依赖于家庭的投入和医生的支持，而家庭的爱和责任感是治疗的核心动力。即使在最困难的情况下，通过适当的支持和资源，家庭仍然有可能帮助孩子走出进食障碍的阴影，重新走向健康的生活。

增强型认知行为疗法与其他治疗方法

除了 FBT，增强型认知行为疗法（CBT-E）、青少年焦点疗法（AFT）和情绪聚焦疗法（emotion-focused therapy，EFT）也是治疗进食障碍的有效方法。

CBT-E 专注于改变孩子对体重、外貌和饮食的认知模式。通过这一疗法，孩子可以逐步恢复正常的饮食习惯，学会识别和挑战自己对身体形象的扭曲看法，逐步建立更健康的自我认知。CBT-E 通常包括多种技术，如认知重构、情绪调节训练和行为改变。

AFT 则专注于帮助孩子理解和处理内心深处的情感困扰。这种疗法旨在探索导致进食障碍的潜在情感因素，如低自尊、控制欲望或应对外界压力的方式。通过 AFT，孩子可以学会更好地管理自己的情感反应，增强心理韧性，并建立健康的应对机制，从而更有效地处理生活中的压力和挑战。例如，当孩子暴饮暴食时，也许是在排解孤独；当他们极端节食时，也许是在用控制饮食来控制焦虑；当他们回避所有食物时，也许是在逃避某段不愿再经历的痛苦记忆。

EFT 则可以帮助孩子：

● **认识并命名情绪**：从"我想吃"转化为"我其实是在难过""我很羞耻""我觉得没人懂我"。

● **建立自我同情**：对内在批评的声音说"不"，慢慢接纳自己"不完美也值得被爱"。

● **发展健康的调节方式**：不再依赖进食来逃避情绪，而是学会向父母、朋友表达自己，或者通过写作、绘画、运动来释放感受。在 EFT 的治疗空间里，孩子最常听到的一句话是："你可以感觉，你不需要压抑。"而当他们学会"好好感觉"，就不再需要"用吃来忘记"。

EFT 在治疗暴食症、神经性贪食、部分非典型进食障碍中具有良好疗效，尤其适用于那些情绪敏感、容易自责、与人亲密关系受挫的青少年。

综合治疗与多学科协作的必要性

进食障碍的治疗通常是多学科合作的结果，包括心理治疗、医学监控和营养支持。每个孩子的情况都是独特的，因此治疗方案也应根据他们的具体需求进行个性化调整。无论是住院治疗、FBT、CBT-E，还是 AFT，这些治疗方法的共同目标都是帮助孩子恢复身体健康，重建健康的饮食模式，并通过心理治疗来解决导致进食障碍的深层次问题。

家庭和社会支持的重要性

在治疗过程中，家庭和社会支持扮演着至关重要的角色。家长需要积极参与治疗过程，不仅要在饮食和日常生活中提供支持，还要在情感上给予孩子无条件的关爱和理解。此外，学校的支持也很重要。教师应了解进食障碍的相关知识，并在孩子重返校园时提供必要的帮助和关注，确保他们在学业和社交方面顺利过渡。

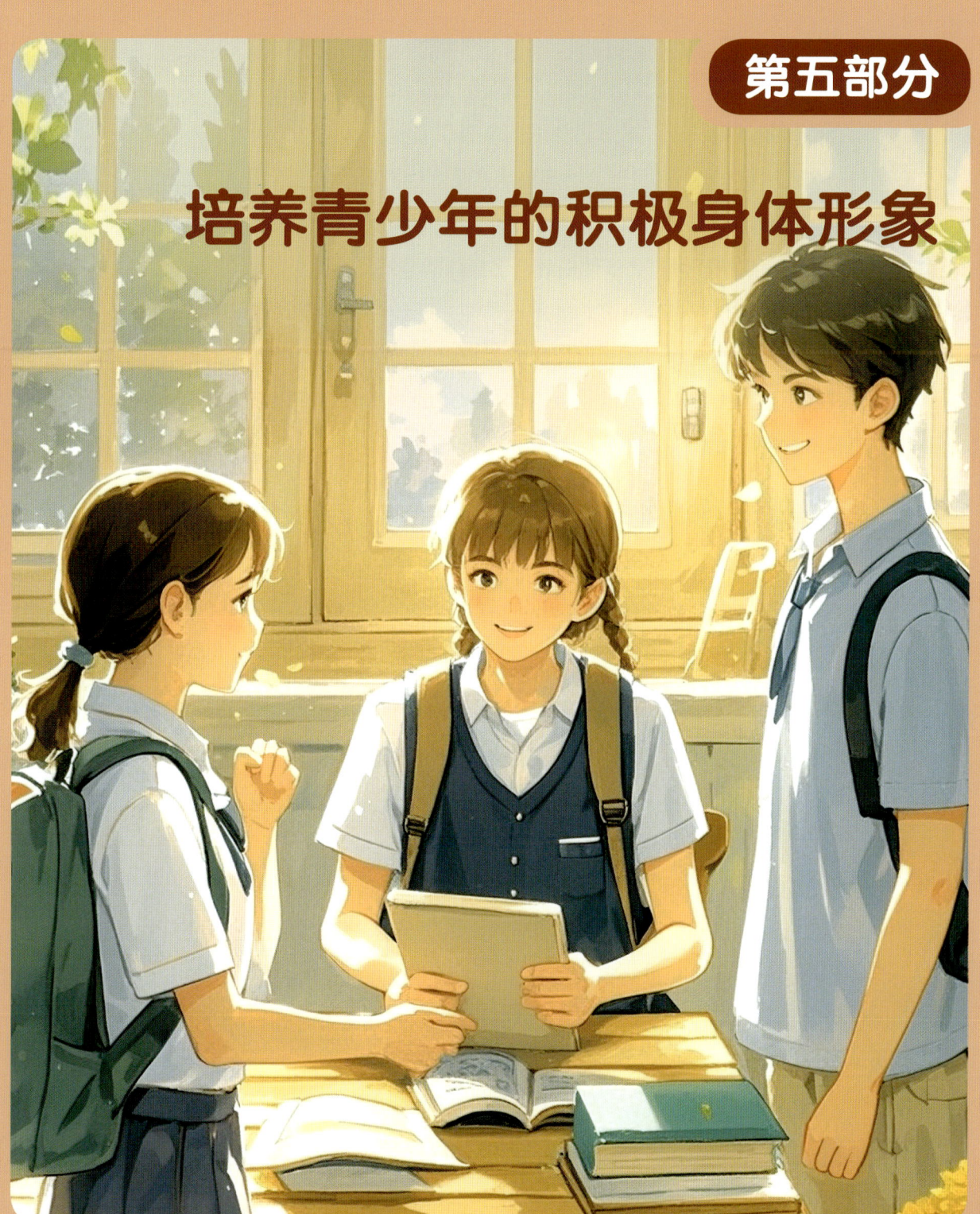

第五部分

培养青少年的积极身体形象

食物与情感的纠葛：解码儿童青少年进食障碍

什么是身体形象

身体形象是指一个人对自己身体的感受和看法。这种感受和看法不仅影响着一个人的自尊心，还可能对心理健康产生深远的影响。对于青少年而言，培养健康的身体形象尤为重要，因为这个阶段他们正经历着快速的身体变化和激素波动，这些都可能挑战他们对自己身体的认知和自信。

身体形象不仅仅是指身高、体重或体型，还包括青少年对自己外貌的总体感受，以及他们对这些感受所作出的反应。例如，一个人可能会因为对自己外貌的不满而采取不健康的饮食习惯或过度锻炼，这些行为都会对身体和心理健康产生负面影响。

在我国，随着社会的快速发展和文化多样性的增加，青少年的身体形象也受到越来越多的外部影响。社交媒体、广告和娱乐节目中对"完美"体型的推崇，可能让一些青少年对自己的身体产生不满，产生困惑和焦虑。

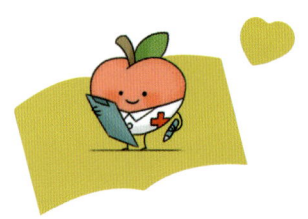

哪些因素会影响青少年的身体形象

青少年的身体形象会受到多种外部和内部因素的影响，这些因素共同作用，影响他们对自己身体的看法和感受。

外部因素

外部因素来自青少年所处的外部环境，包括家庭、学校、社交环境等。

● **家庭和父母**：父母对青少年身体的看法，以及他们对减肥、体重和健康饮食的态度，会直接影响青少年的身体形象。如果父母对外貌过分关注，或频繁讨论减肥，青少年可能也会形成类似的观念。

● **同伴**：同伴之间的比较、评论和期望，往往对青少年的身体形象有直接影响。青少年可能会因为想要融入群体而追求不切实际的形象标准。

- **恋爱关系**：青少年的恋爱关系也会影响他们的身体形象。健康的恋爱关系能够提升自信，而不健康的恋爱关系则可能导致自尊心低下，进而加剧对自己身体的不满。

- **社交媒体**：社交媒体对青少年身体形象的影响是多方面的。首先，许多社交媒体的"点赞"功能，使青少年可以通过他人的反应来评估自己的外貌，陷入对外界认可的过度依赖；其次，滤镜功能可以帮助青少年轻松地"提升"自己的外貌，创造出虚假的完美形象，使青少年在对比中催生对自己真实外貌的不满。

- **名人和公众人物**：娱乐和健康行业的名人，尤其是那些以外貌著称的公众人物，往往被视为美的标准，受到青少年的追随和模仿。虽然许多公众人物的照片和视频往往经过精心修饰，是一种不现实的完美标准，却仍会加剧青少年对自身外貌的焦虑和自卑。

- **与外貌相关的经历**：青少年因外貌受到的欺凌、羞辱或赞美，都可能深刻影响他们的身体形象。尤其是在因外貌问题被嘲笑时，青少年可能会产生强烈的自卑感。

内部因素

内部因素指的是青少年自身的内在想法和情感。这些想法和感受往往会在外部因素的影响下形成，并对他们的身体形象产生深远影响。

- **自尊心**：青少年的自尊心在很大程度上决定了他们对自己身体的看法。自尊心低的青少年更容易产生负面的身体形象认知。

- **心理健康状况**：抑郁、焦虑或经历过创伤的青少年，往往对自己身体的评价也较为负面。在极少数情况下，还可能出现躯体变形障碍，即对自己外貌的极端不满。

- **对标准体型的担忧**：青少年对自己的体型是否符合社会标准的担忧，可能导致他们对自己身体的负面评价。

外部和内部因素往往是相互作用的。例如，自尊心低的青少年更容易受到外部负面评价的影响，而这些外部压力又会进一步削弱他们的自信，形成一种恶性循环。特别是当青少年因为体型或外貌被欺凌时，这种负面影响可能会更为严重。

女孩在什么年龄开始出现身体形象问题

女孩在青春期最容易出现身体形象问题。青春期是身体迅速发育和变化的阶段，通常发生在 10~14 岁。在这个时期，女孩会经历如下一系列显著的身体变化，这些变化往往会对她们的身体形象产生深远影响。

- **体重增加：**由于身体发育，女孩在青春期通常会经历体重的自然增长。这种增长可能让她们感到不安，特别是在她们开始关注自己的外貌时。
- **胸部发育：**随着乳房开始发育，女孩可能会对自己的身体产生更多关注，这种变化往往是她们第一次面对身体形象的挑战。
- **身高增长：**青春期的女孩会迅速长高，这种突如其来的身高变化可能让她们感到不适应，尤其是在与同龄人进行比较时。
- **臀部和大腿变宽：**身体脂肪分布也会发生变化，特别是在臀部和大腿部位，这些变化可能会让女孩们对自己的体型感到不安。
- **体内脂肪比例增加：**与童年相比，青春期的女孩体内脂肪比例会有所增加，这可能让她们对自己的体型产生疑虑。

在从童年迈向成年的过程中，女孩们不仅会在身体上经历显著的变化，也会在心理上面临新的挑战。当她们看到自己的身体发生变化时，可能会对这些变化感到困惑、焦虑，甚至可能产生对自己外貌的不满。这种不安和压力如果得不到及时的理解和支持，可能会对她们的身体形象产生负面影响。因此，家长和教育者应密切关注女孩在青春期的心理变化，帮助她们正确理解和接受自己的身体变化，从而建立积极健康的身体形象。

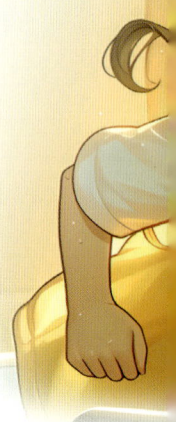

如何帮助青春期女孩培养自信和健康的身体形象

在青春期女孩的成长过程中，培养她们的自信和健康的身体形象至关重要。以下是一些科学且有效的方法，能够帮助她们建立积极的自我认知：

- **鼓励识别内在优点**：引导女孩认识和欣赏她的内在品质，如善良、聪慧或创造力。这些内在优点是自尊和自信的基础，通过帮助她们认识到这些特质，可以让她们更加自信地面对外界的评价。

- **给予真诚的赞美**：在赞美女孩时，尽量避免将焦点放在体型或体重上，而是关注她的风格选择或独特表现。例如，可以说"你选择的这件衣服真有品味"或"你的发型很适合你"。这种赞美能够让她们意识到，内在特质和个人风格同样值得认可。

- **教导如何接受赞美**：许多青春期的女孩在面对赞美时可能感到不自在，甚至会否定别人的肯定。教导她们如何接受赞美，并理解这是对她们内在和外在优点的认可。同时，也要提醒她们，学会分辨那些可能带有不尊重意图的赞美，并保持理智的回应。

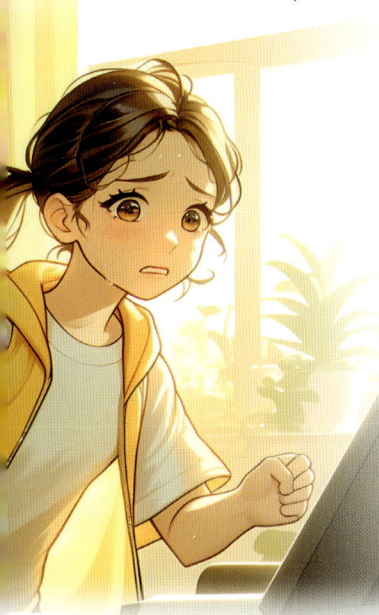

- **倾听和回应内心感受**：当女孩表达对自己身体的不满或困惑时，作为家长应当认真倾听，并给予理解和支持。分享你自己如何应对类似的挑战，并教导她们健康的应对方法，如积极的自我对话或寻求心理咨询等。

- **培养自我关怀的能力**：自我关怀意味着尊重和爱护自己的身体和内心。鼓励女孩通过做一些让自己感到舒适和放松的活动来培养自我关怀的能力，如泡澡、听音乐、阅读或户外散步。这些活动可以帮助她们放松心情，提升对自己身体的认同感。

- **欣赏身体的功能**：引导女孩认识到身体不仅仅是外表，更是承载生命的重要工具。鼓励她们参与运动、艺术或其他能够展示个人才能的活动，这有助于她们更好地认识和接受自己的身体，增强对自我价值的肯定。

● **支持目标和兴趣的发展**：帮助女孩设定积极的目标，发展兴趣爱好。通过追求这些目标和发展兴趣，她们可以获得成就感，从而转移对外貌的过度关注，形成更持久的自信心和自我价值感。

● **树立正面的榜样**：作为家长，您的言行举止对孩子有深远的影响。展示您对自己身体的积极态度，避免在孩子面前讨论体重或外貌的负面话题，这样可以为孩子树立一个健康的榜样，帮助她们更好地建立积极的身体形象。

通过这些方法，您可以在青春期女孩的成长过程中提供必要的支持，帮助她们建立健康的身体形象和自信心，从而更好地应对未来的挑战。

识别不健康的身体形象及其早期迹象

不健康的身体形象通常有以下表现形式：

● **不喜欢被拍照**：对自己的外貌感到不满，因而不愿意出现在照片中。

● **痴迷于节食和运动**：在节食和运动方面容易走极端，例如强迫性节食，或在身体感到疼痛和受伤时仍然坚持锻炼，这可能对健康造成严重影响。

● **频繁对他人身体发表评论**：经常拿自己与同龄人或名人比较，可能会说"我希望我能看起来像某某"之类的话，这反映出对自己外貌的不满。

● **询问整形手术的可能性**：开始对整形手术表现出兴趣，试图通过手术改变自己的外貌。

● **对生活的其他领域失去兴趣**：过度关注身体形象，并因而忽视学业、爱好、家庭和友谊等生活的其他重要方面。

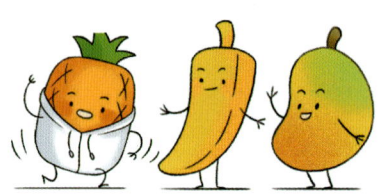

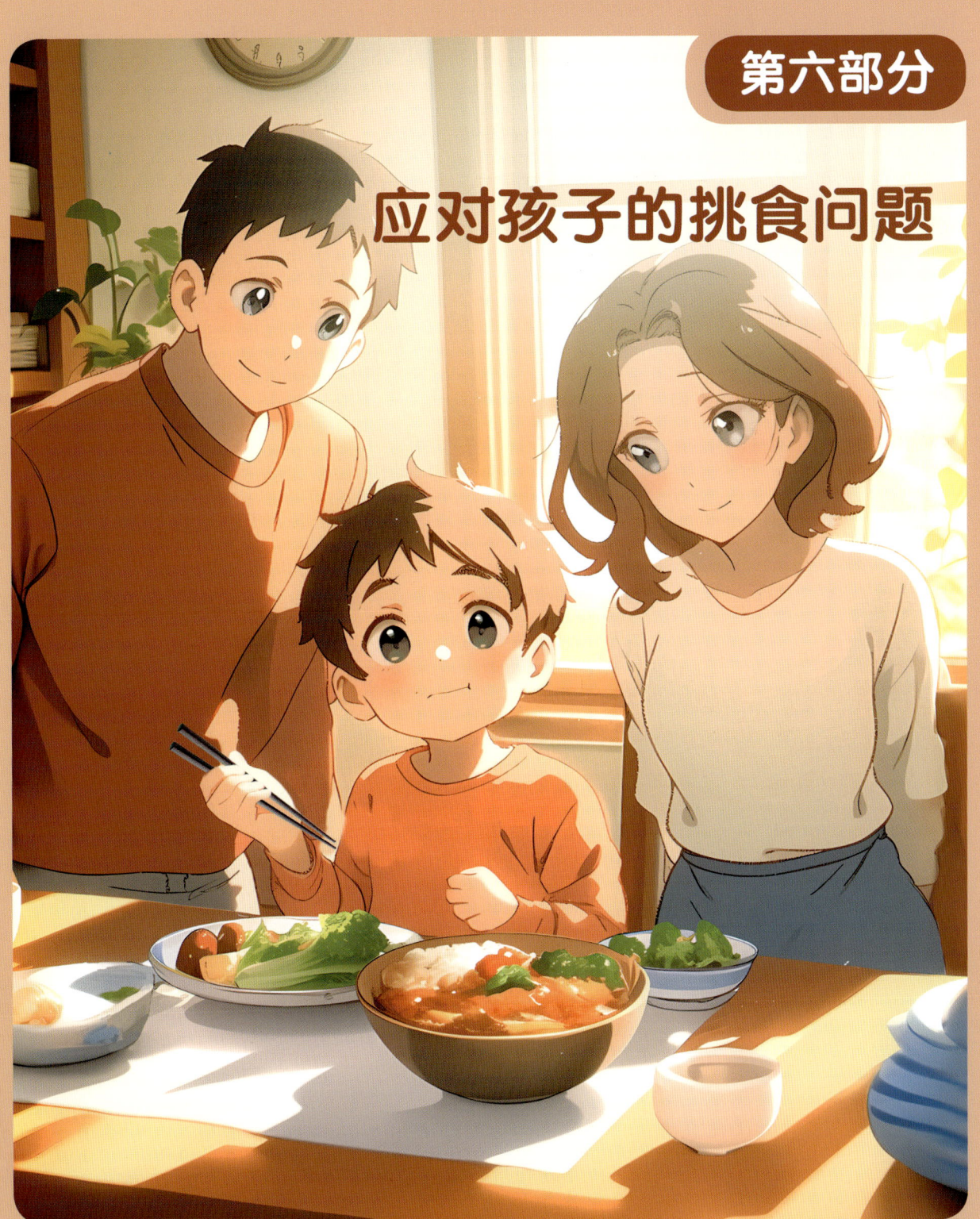

第六部分

应对孩子的挑食问题

食物与情感的纠葛：解码儿童青少年进食障碍

虽然前面我们已经讲解了多种典型的进食障碍，但对于很多孩子而言，他们的饮食问题并非一开始就表现为极端节食或暴食，而是从看似常见的"挑食"逐渐演变而来的。特别是那些情绪敏感、内向、焦虑倾向的孩子，挑食往往是他们用以应对焦虑、不安或创伤记忆的"温和表达方式"。

因此，我们将"挑食"问题放在本书的最后一部分讲解，并不是因为它不重要，而是希望帮助家长在问题尚未严重时，就学会识别早期信号并及时介入。这一节所介绍的评估方法、行为调节技巧，既适用于普通挑食，也可以为潜在的进食障碍提供第一道防线。

许多孩子在成长过程中都会经历挑食的阶段，这通常是正常的，他们会随着时间的推移逐渐接受更多种类的食物。然而，有时候，挑食问题可能会变得越来越严重，孩子可能会逐渐只愿意吃极少数几种食物，甚至摄入的食物量少得影响到他们的健康和日常生活。这种情况对家长来说是非常令人担忧的。

何时需要关注孩子的挑食问题

如果挑食导致孩子营养不良，或者饮食量少到影响生活质量，这就超出了正常的挑食范围，成为一个需要特别关注的问题。通常，这种严重的挑食问题会在孩子7~8岁开始显现。在这个年龄段，父母可能会意识到"以前他能吃不少东西，但现在几乎不吃什么了，甚至影响到了他的生活质量"或者"我们原本以为他会逐渐克服挑食问题，但现在看起来这已经不只是简单的挑食了"。

挑食的原因

挑食可能由多种原因引起，包括以下几个方面。

- **感官敏感性**：一些孩子的嗅觉和味觉比大多数人更加敏感，某些食物的气味、味道或质地可能会让他们感到不适，使得他们产生强烈的反感，因此拒绝尝试这些食物。
- **焦虑和情绪**：有些孩子因为焦虑而对食物产生回避行为。他们可能担心食物的口感、味道不好，或者害怕呕吐和噎住，因此限制了自己愿意吃的食物种类。
- **习惯化行为**：如果挑食持续时间过长，可能会变成一种根深蒂固的行为模式。随着时间的推移，孩子会越来越难以尝试新食物，回避食物的行为可能在家庭生活中形成一种固有的模式。

挑食行为如果不加以引导，可能会对孩子的成长和健康产生长期的负面影响。因此，当挑食问题开始影响孩子的营养摄入和生活质量时，家长应当引起重视，并考虑寻求专业的帮助。通过适当的干预和引导，孩子可以逐步克服挑食问题，重新建立健康的饮食习惯。

如何治疗严重的挑食问题

● 了解孩子的挑食原因

一些孩子的挑食可能与强迫症有关，他们可能因为害怕不健康而只吃"极度健康"的食物，例如只吃蔬菜，不碰面食或甜食。虽然这些饮食习惯看似健康，但如果孩子只吃非常有限的几种食物，对他们的整体健康是不利的。

还有一些孩子避免某些食物是因为他们不喜欢食物的质地，或者害怕尝试新事物。另一些孩子则因为害怕噎住或者觉得食物会"卡在喉咙里"而控制饮食。在这种情况下，治疗的第一步是通过教育让孩子了解消化的工作原理，

食物与情感的纠葛：解码儿童青少年进食障碍

并纠正他们对食物的错误观念。无论挑食的原因是什么，向孩子解释不熟悉的食物对他们没有害处是关键的一步。

● 以孩子为主导的治疗过程

治疗挑食问题的过程通常是以孩子为主导的。虽然父母可能希望孩子尽快吃下特定食物，但更重要的是帮助孩子接受治疗的过程。治疗师通常会首先与孩子一起列出他们愿意尝试的食物清单，然后再列出父母希望孩子尝试的食物清单。接下来，治疗师会探索孩子拒绝某些食物的原因——是因为味道、焦虑，还是因为习惯？明确了原因之后，就可以展开暴露疗法。

暴露疗法的步骤

暴露疗法是指让孩子练习接触他们之前拒绝的食物，不过，这种接触是受控且逐步进行的。例如，初期可能是将这些食物放在桌子上，并让孩子在这个房间里与治疗师对话。随着治疗的推进，孩子可能会被鼓励闻一闻食物，或者简单地与食物进行物理接触，如触摸食物。

治疗师还可能会设定一些规则，例如孩子必须尝试某种食物至少三次后，才能决定自己是否真的不喜欢它。这样做的原因是，新口味需要时间适应，除非某种食物让孩子立即感到想吐，否则可以给味蕾几次机会去适应。

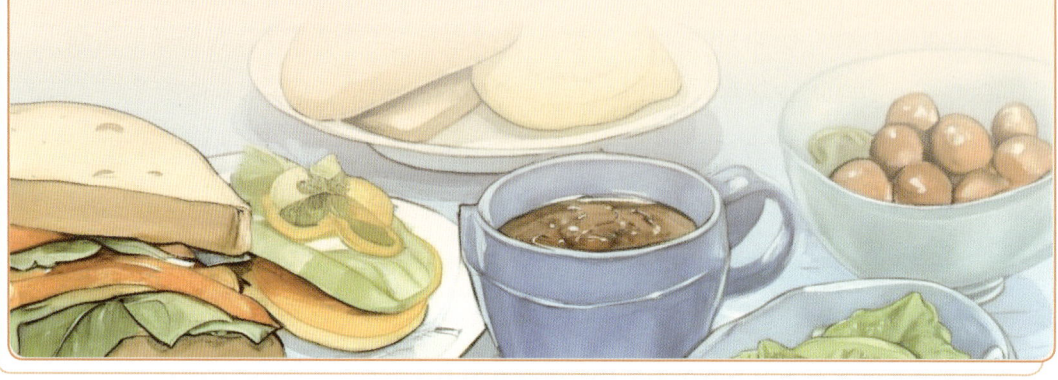

暴露疗法中的评分与奖励系统

在尝试新食物时，孩子可以对食物进行评分，范围从 0 分到 10 分。任何评分超过 5 分的食物，孩子都需要在家里每周吃几次作为练习。为了鼓励孩子尝试新食物，治疗师可能会引入奖励系统——完成"家庭作业"的孩子可以获得积分，用于兑换奖品。对于一些更开放的孩子，发现新食物的乐趣本身就是一种奖励，但对于那些更抗拒的孩子，奖励系统则显得尤为重要。

暴露疗法的疗程

治疗严重的挑食问题通常需要持续 8 次到 10 次课程。孩子挑食的时间越长，打破这些回避性饮食习惯（因为食物的某些特性而拒绝进食）所需的时间也就越长。然而，通过系统的治疗，挑食的孩子往往能够取得显著的进步。

例如，有一个 9 岁的孩子因为长期挑食而变得非常瘦弱，他的营养摄入极为有限，只能依靠营养配方奶等营养补充品来获取必要的维生素和矿物质。治疗过程中，治疗师首先引入了一种他从未尝试过的食物——奶酪，作为暴露疗法的起点。尽管最初他对奶酪感到陌生和抵触，但经过几次尝试，他逐渐发现自己喜欢上了奶酪，从而打破了抵触情绪。

这一进展不仅帮助他接受了奶酪这种食物，还为他打开了更多饮食选择的大门。随着对奶酪的接受，他开始愿意尝试带有奶酪的食物。这种逐步扩展的饮食习惯，不仅改善了他的营养摄入，也显著提升了他的生活质量。

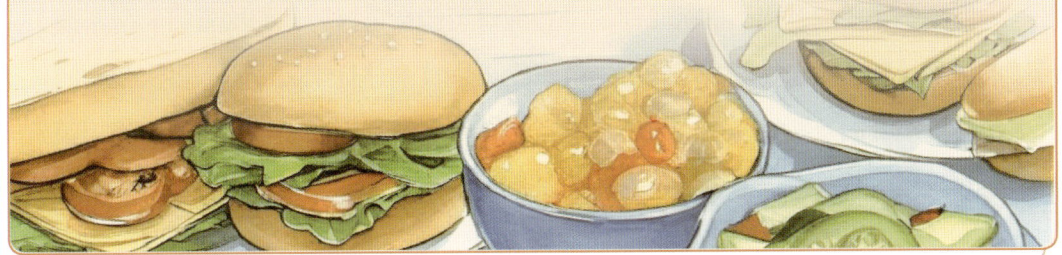

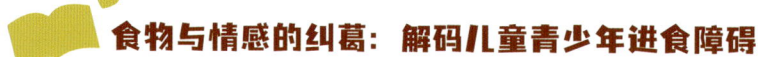
食物与情感的纠葛：解码儿童青少年进食障碍

父母如何温和地引导挑食的孩子

在育儿过程中，挑食是许多父母都会遇到的挑战。虽然让孩子吃更多样化的食物可能让人感到无奈，但通过一些温和而有效的策略，可以帮助孩子逐步接受并尝试更多的食物。

● 避免强迫进食，尊重孩子的饮食偏好

强迫孩子吃某种食物往往会引发反抗情绪，甚至让孩子对这些食物产生长期的厌恶。虽然我们希望孩子能够均衡饮食，但过度的压力只会适得其反。如果孩子的健康状况良好且饮食结构相对多样，父母不必在每一顿饭上都过于较真。相反，可以尊重孩子的饮食偏好，在此基础上，逐步引导他们尝试新的食物。

● 逐步扩展孩子的食物选择

尊重孩子已有的饮食偏好，同时有策略地引导他们接触新食物，是帮助挑食的孩子的有效方法。父母可以通过自己尝试新食物来给孩子树立榜样，甚至可以将尝试新食物变成家庭中的一种有趣活动。例如，制定一个"家庭食物探险清单"，每周尝试一两种新食物，并将此过程设计成游戏，如"食物大冒险"或"食物闯迷宫"。

此外，父母可以鼓励孩子重新尝试那些他们之前不喜欢的食物。随着年龄的增长，孩子的味觉可能会发生变化，这也为他们重新接受某些食物提供了机会。父母也可以通过示范来引导孩子，例如："我以前不喜欢这种蔬菜，但现在我想再试一次，因为我的味觉可能变了。"

● 准备备用餐点，避免多次备餐

当孩子不喜欢当天的饭菜时，一些父母可能会选择为他们准备另一份不同的饭菜。然而，这种做法可能会导致孩子更挑食，并且让父母陷入多次备餐的困境。更好的方法是，在主菜之外准备一个简单的备用选项，例如速食面、蔬菜粥或鸡蛋羹等，这样在孩子实在无法接受主菜时，可以有一个替代方案。这

种方式适合偶尔挑食的孩子，但对于习惯性挑食的孩子，仍须进一步调整策略。

● 教孩子冷静面对不喜欢的食物

孩子在用餐中遇到不喜欢的食物时，父母应教导他们冷静处理，而不是让这种情绪影响整个用餐体验。例如，如果孩子不喜欢番茄炒蛋里的番茄，可以引导他们把番茄挑出来，而不是因此拒绝整道菜。父母也可以通过以身作则，让孩子学会处理类似的情况，例如，遇到不喜欢的食物时，如何平静地处理并享受食物的其他部分。

● 让孩子更多地参与食物的选择和准备

让孩子参与到食物的选择和烹饪过程中，是帮助他们克服挑食的有效途径之一。可以带孩子一起去超市，鼓励他们挑选一些新鲜、有趣的食材，尝试不同种类的蔬菜、水果和其他食物。孩子在参与挑选和准备食物时，通常会对这些食物产生更多的兴趣，也更愿意尝试。

与孩子一起做饭也是一个好办法。可以选择一些适合孩子参与的食谱，让他们在烹饪过程中发挥创造力，例如调制凉菜或烘焙，选择自己喜欢的配料。这不仅能增强他们对新食物的接受度，还能在轻松愉快的氛围中培养他们的饮食兴趣。

通过这些方法，父母可以帮助挑食的孩子逐步扩大他们的饮食范围，从而享受到更多样化的食物。培养健康的饮食习惯是一个长期的过程，但只要方法得当，孩子终将爱上更多的食物。

温馨提示

有些孩子的饮食问题也许真的只是暂时的口味偏好，但也有一些孩子，其实正在用"挑食"表达自己尚未说出口的情感。理解背后的情感，才是我们走近孩子的第一步。

参考文献

[1] 世界卫生组织. ICD-11 精神、行为与神经发育障碍临床描述与诊断指南[M]. 王振, 黄晶晶, 主译. 北京: 人民卫生出版社, 2023.

[2] 孔庆梅. 中国进食障碍防治指南解读[J]. 中华精神科杂志, 2018, 51（6）: 355-358.

[3] American Psychiatric Association. Diagnostic and statistical manual of mental disorders[M]. 5th ed. Washington, DC: American Psychiatric Publishing, 2013.

[4] World Health Organization. Mental health of adolescents[EB/OL]. (2024-10-10)[2025-04-30]. https://www.who.int/news-room/fact-sheets/detail/adolescent-mental-health#:~:text=Emotional%20disorders%20are%20common%20among,and%20unexpected%20changes%20in%20mood.

术语解析

进食障碍（eating disorder）：一组严重的心理健康问题，包括对食物、体重和体型的极端关注，导致不健康的饮食行为，如神经性厌食、神经性贪食和暴食障碍等。

神经性厌食（anorexia nervosa）：进食障碍的一种，表现为极端限制进食。患者通常对体重增加有强烈的恐惧，哪怕他们的体重已远低于健康标准。

神经性贪食（bulimia nervosa）：进食障碍的一种，表现为暴食后通过呕吐、使用泻药或过度运动来消除进食带来的影响，以保持体重的行为。

术语解析

暴食障碍（binge-eating disorder）：进食障碍的一种，患者会在短时间内大量进食，但不采取任何补偿行为，如呕吐或运动，导致体重增加和心理困扰。

回避性/限制性摄食障碍（avoidant/restrictive food intake disorder，ARFID）：进食障碍的一种，表现为极端挑食或对某些食物的强烈回避，可能导致患者营养不良或体重减轻。

清除行为（purging）：指通过故意呕吐、使用泻药或其他方式来排出食物的行为，通常在暴食后发生，以防止体重增加。

认知行为疗法（cognitive behavioral therapy，CBT）：一种通过改变不合理的思维和行为模式来改善心理健康的心理治疗方法，常用于治疗进食障碍等各种心理疾病。

人际关系疗法（interpersonal therapy，IPT）：一种专注于改善人际关系的心理治疗方法，常用于治疗进食障碍和抑郁症等问题。

辩证行为疗法（dialectical behavioral therapy，DBT）：整合正念与认知行为技巧，教会来访者情绪调节、忍受痛苦与健康人际沟通等技能。除用于边缘型人格障碍和自伤干预外，也常用于治疗暴食障碍、神经性贪食、神经性厌食等进食障碍，帮助患者打破"情绪失控—进食失控"的恶性循环。

以家庭为基础的治疗（family-based treatment，FBT）：又称莫兹里模式（maudsley model），强调父母在治疗中的核心作用，尤其适用于青少年神经性厌食。家长在治疗师指导下主导"重新喂养"，使孩子逐步恢复体重，并在后期协助孩子重建健康的进食习惯与自我管理能力。

情绪聚焦疗法（emotion-focused therapy，EFT）：是一种专注于情绪识别、表达与修复的心理治疗方法。它的核心理念是：许多进食障碍行为背后，是未被听见、未被理解的情绪。

身体形象（body image）：个人对自己身体外观的看法和感受，尤其是对体型和体重的态度。负面的身体形象常与进食障碍相关。

自尊心（self-esteem）：个体对自己价值的主观评价。低自尊心常与进食障碍的发展有关。

社会文化压力（sociocultural pressure）：来自社会和文化的影响，特别是媒体传播的体型标准，可能导致进食障碍的发展。

营养不良（malnutrition）：由于长期不健康的饮食行为，身体无法获得足够的营养，导致健康状况恶化。

闭经（amenorrhea）：由于营养不足或极端体重减轻，女性月经周期异常或停经的情况，是神经性厌食的常见症状之一。

体脂百分比（body fat percentage）：身体脂肪在总重量中的比例，对于维持女性的月经周期和整体健康至关重要。

身体质量指数（body mass index, BMI）：BMI是一种通过计算体重（千克）除以身高（米）的平方来评估个体体重是否在健康范围内的指标。BMI可以帮助医生判断一个人的体重是否在正常范围内，是否过轻、过重或肥胖。在进食障碍的诊断和治疗中，BMI是一个重要的参考标准。例如，神经性厌食患者通常会有明显低于正常范围的BMI，而暴食障碍患者则可能有超出正常范围的BMI。

医学不稳定状态（medically unstable state）：指身体由于极端体重或营养不良导致的危急健康状况，可能表现为异常的生命体征，如低心率、低血压和低体温等。

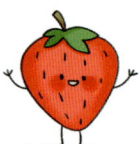